Ingrid Pfendtner

Mehr Power durch

Nachtkerzenöl

Den Stoffwechsel
mit essentiellen
Fettsäuren aktivieren

Urania

Inhalt

Die Nachtkerze

Die Nachtkerze gehört zu den weniger bekannten Heilkräutern. Sie kam erst in der Neuzeit aus Nordamerika nach Europa, und sie war den großen Gelehrten des Mittelalters unbekannt. Hildegard von Bingen beschrieb zwar eine Vielzahl von Heilkräutern, doch von der Existenz der Nachtkerze ahnte sie natürlich nichts.

Die Nachtkerze birgt viele Geheimnisse. Manche Botaniker sagen ihr nach, sie sei die perfekte Ansammlung von Ausnahmen. Einst interessierten sich die Systematiker für das Kraut, das frühe Amerika-Reisende als Kuriosität mit nach Hause brachten. Bald gefiel sie als Zierpflanze, wurde als Gemüse verzehrt und stieg dann zum beliebten Forschungsobjekt für Pflanzengenetiker auf.

Aufgrund ihrer Heilwirkung galt sie vielen als »des Königs Allheilmittel«; sie erlangte aber nie eine den klassischen Heilkräutern vergleichbare Bedeutung.

Der Name: sachlich und treffend

Ihr deutscher Name »Zweijährige Nachtkerze« ist sachlich richtig. Sie charakterisiert die Pflanze: Sie wird zwei Jahre alt, blüht in der Nacht und ähnelt mit ihrem aufrechten Blütenstengel einer Kerze.

Der wissenschaftliche Name klingt gelehrter, heißt aber das gleiche: *Oenothera biennis. Oenothera* bedeutet Nachtkerze, *biennis* zweijährig. Die Engländer nennen das Gewächs Evening Primrose, zu deutsch Abend-Primel. Die Nachtkerze ähnelt zwar einer Primel, hat mit ihr allerdings gar nichts zu tun.

Daneben gibt es eine Vielzahl volkstümlicher Namen: Rapontika, Gelbe oder Garten-Rapunzel, Schinkenkraut, Eierblume, Weinblume, Stolzer Heinrich, Baumprimel oder Nachtschlüsselblume.

Botaniker ordnen die Nachtkerze in die Familie der *Oenotheraceae* ein, manchmal auch *Onagraceae* genannt. Die Familie umfaßt rund 650 Arten, darunter auch das einheimische Weidenröschen und das Hexenkraut. Auch die beliebte Fuchsie gehört in diese Familie. Sie alle enthalten in Blatt und Stengel charakteristische Ölkörper und reichlich Gerbstoffe.

Die Familie gliedert sich in mehrere Gattungen. Die Gattung *Oenothera*, das sind die eigentlichen Nachtkerzen, zählt etwa 70 bis 80 Arten. Sie sind allesamt in den gemäßigten Zonen Nord- und Südamerikas beheimatet. Einige Sippen gelangten vor Jahrhunderten über den Ozean, sie erschlossen sich Europa. Dabei waren sie so erfolgreich, daß sie bald zu einem Teil unserer Pflanzenwelt wurden.

Große Blüten – kleine Samen

Im ersten Jahr fällt die Nachtkerze nicht auf. Sie bildet nur eine dichte, unfruchtbare Blattrosette am Boden. Erst im zweiten Jahr wächst der Blütenstengel, die charakteristische Kerze. Dieser ragt derb, stark und aufrecht 40 bis 90 Zentimeter, in Einzelfällen gar bis zu 1,5 Meter, in die Höhe. Selten hat er Zweige, die schmalen, länglichen Blätter sitzen fast am Stengel auf. Die Wurzel ist fleischig-rübenförmig.

Kräftig gelb leuchten die Blüten. Sie sind groß, zwei bis drei Zentimeter lang und bis zu 45 Millimeter breit, und fallen sofort auf. Je vier herzförmige Kronblätter umgeben den Blütenbecher. Acht Staubblätter sind in charakteristischer Weise in zwei Kreisen angeordnet.
Die Nachtkerze blüht von Juli bis September. Eine Blüte nach der anderen öffnet

	Zweijährige Nachtkerze	Großblütige Königskerze
wissenschaftl. Familie	*Oenothera biennis* *Oenotheraceae*	*Verbascum densiflorum* *Scrophulariaceae*
Pflanze	50–90, 150 cm hoch	30–150 cm hoch
Stengel	aufrecht, meist unverzweigt	aufrecht, wollfilzig
Blätter	ei-lanzettlich, 8–15 cm lang gesägt oder ganzrandig sitzen fast am Stengel auf	länglich-breit, gekerbt wollig behaart laufen am Stengel herab
Blüten	tellerförmig, radiär Blüte bis 4,5 cm breit 4 gelbe Kronblätter Blütenröhre 2–5 cm lang 8 Staubblätter in zwei Kreisen angeordnet	Krone flach, fast radiär Blüte 3–5 cm groß 5 hellgelbe Kronblätter 5 Staubblätter
Blütezeit	Juni bis August	Juli bis September
Standort	sandige, kiesige Plätze, Dämme, Steinbrüche	sonnige Unkrautfluren, Wegränder
Heimat	Nordamerika	Mittel- und Südeuropa

sich am Abend, blüht die ganze Nacht und den darauffolgenden Tag. 24 Stunden später, am nächsten Spätnachmittag, verwelkt sie. Die einzelne Blüte strahlt nur einen Tag. Die Nachtkerze als Ganzes blüht während des gesamten Sommers.

Mit ihrem Duft locken die Blüten Nachtfalter an. Sie sind Falterblumen und bergen in ihren langen, engen Kronröhren Nektar – eine Delikatesse, die sich nur die Schmetterlinge mit ihren langen Saugrüsseln erschließen können.

Am Tage locken sie mit ihren strahlend gelben Blütenblättern Bienen und Hummeln an. Selbstbestäubung kommt vor, sie ist in Europa die Regel.

In den befruchteten Blüten wachsen die Fruchtkapseln heran. Es sind zwei bis vier Zentimeter lange, zylindrische Kapseln, die aufspringen, wenn der Samen reif ist. Jede Blüte bildet etwa 200 Samen. Der Samen selbst ist sehr klein. Er erreicht etwa 1,5 Millimeter Länge, und er ist dunkelgrau bis schwarzbraun.

Botanische Laien verwechseln häufig die Nacht- mit der Königskerze. Beide Pflanzen sehen sich durchaus ähnlich, wachsen an den selben Standorten und werden als Heilkräuter genutzt. Die Gegenüberstellung auf Seite 4 dient der besseren Unterscheidung.

Eine Rarität für Genetiker

Oenothera-Arten sind genetisch und zellbiologisch sehr gut untersucht. Um die Jahrhundertwende entdeckte der niederländische Botaniker Hugo de Vries, einer der Wiederentdecker der Mendelschen Vererbungsgesetze, eine Besonderheit, die die Nachtkerze zu einem beliebten Studienobjekt aufsteigen ließ. Eine Kuriosität in ihrem Erbmaterial setzt die Mendelschen Gesetze außer Kraft.

Nach Mendel vermischt sich das Erbgut von Vater und Mutter zu gleichen Teilen, und es wird als Kombination aus beidem weitergegeben. Nicht so bei einigen Nachtkerzen-Arten. Ihr Erbmaterial, die Chromosomen, bilden einen Ring. Dieser macht eine Mischung unmöglich. Väterliche und mütterliche Chromosomen gehen unverändert an die Tochtergeneration weiter.

- *Die Nachtkerze ist ein weniger bekanntes Heilkraut. Sie kam erst in der Neuzeit aus Nordamerika nach Europa.*
- *Botanischer Name: Oenothera biennis; deutsch: Zweijährige Nachtkerze, häufig auch Rapunzel.*
- *Die Nachtkerze bildet im ersten Jahr eine unscheinbare Blattrosette; erst im zweiten Jahr wächst der Blütenstengel, die charakteristische Kerze, mit seinen großen, kräftig-gelben Blüten.*

Herkunft und Verbreitung

Der Exot erobert den Kontinent

Die ursprüngliche Heimat der Zweijährigen Nachtkerze ist Nordamerika, genauer der Osten Kanadas und der Nordosten der Vereinigten Staaten. Sie kam mit den ersten Reisenden nach Europa und eroberte die Alte Welt.

Heute wächst sie auf allen Kontinenten. Man findet sie in Ebenen und Gebirgen, in Gärten und auf Schutthalden, an Kanalböschungen und Wegrändern, an Flußufern und Steinbrüchen, auf allen sandigen Plätzen und vor allem an Bahndämmen.

Sie ist eine charakteristische Pflanze für Plätze, die vom Menschen genutzt, dann aber sich selbst überlassen wurden. Man nennt solche Plätze auch Ruderalflächen, und die Pflanzen entsprechend Ruderalpflanzen.

Viele Ruderalpflanzen sind einst eingewandert. Im Mittelalter kamen Wildkräuter wie die Mäusegerste, Kleine Brennessel, Wegrauke, Taube Trespe, Eselsdistel oder Große Klette aus den Steppen Osteuropas und Zentralasiens. In der Neuzeit folgten die »Amerikaner«, etwa die Amarant-Arten, Nachtkerzen, die Kanadische Goldrute und die Dichtblütige Kresse.

1612 gelang es Botanikern in Padua erstmals, die Nachtkerze aus Samen aufzuziehen. Die große Tour durch Europa startete der Exot wahrscheinlich als Flüchtling aus einem französischen Garten. 1683 wurde die Pflanze in den Niederlanden gesichtet. Ab 1711 erschloß sie sich Deutschlands Wiesen und Felder.

Die Pflanze gedieh am Flußufer und in Küstennähe, und sie wurde bald als Zierpflanze beliebt. Im 18. Jahrhundert säten und ernteten die Bauern die Nachtkerze als Gemüse. Später folgte sie den Eisenbahnschienen – dieser Standort bietet sandigen Boden und Sonne, die sie beide liebt –, und sie eroberte sich die Welt.

Dies ist eine Möglichkeit, wie die Nachtkerze zu uns gelangte. Nach einer anderen Theorie kam sie über die andere Seite der Erdkugel nach Europa. Danach wäre sie über die Beringstraße von Alaska nach Ostasien, durch Sibirien und über den Ural nach Europa vorgedrungen.

Gemüse und Salat

Die Wurzel der Nachtkerze kam einst bei den preußischen Bauern auf den Gemüseteller. Sie ist ein kräftiger fleischiger Wurzelstock, 15 Zentimeter lang und fünf Zentimeter dick.

- *Heimat der Zweijährigen Nachtkerze ist der Osten Kanadas und der Nordosten der Vereinigten Staaten. In Europa wurde sie erstmals 1612 im Botanischen Garten zu Padua angepflanzt.*
- *Als Zier- und Gemüsepflanze eroberte die Nachtkerze im 18. Jahrhundert Gärten und Äcker. Entlang der Eisenbahnschienen verbreitete sie sich über den europäischen Kontinent.*
- *Heute wuchert die Nachtkerze auf Ruderalflächen, an Wegrändern und Flußufern. Sie liebt sandigen Boden und viel Sonne.*
- *Die Wurzel ist eßbar, ihr Geschmack ähnelt dem der Schwarzwurzel.*

Sie wird im Frühjahr oder im Herbst ausgegraben. Wichtig ist, daß der Blütenstengel noch nicht austreibt, denn dann wird die Wurzel ungenießbar. Grüne Teile, etwa Blätter oder der Stengel, dürfen nicht verwendet werden.

Die Nachtkerzenwurzel schmeckt ähnlich wie die Schwarzwurzel, vielleicht etwas süßlicher. In Scheiben geschnitten und mit Essig und Öl angemacht, ergibt sie einen schmackhaften Salat. Üblich war es einst auch, die Wurzel mit Fleischbrühe zu kochen. Der Volksmund sagt, die Brühe mache so stark wie ein Kilo Ochsenfleisch. Zu Kriegszeiten wurden die Samen als Kaffee-Ersatz empfohlen.

Dem heutigen Geschmack entspricht wohl eher die folgende Zubereitung: Die Wurzel zwei Stunden lang kochen, dann fritieren und mit Butter, Pfeffer und Salz essen. Das Öl ähnelt dem Mohnöl und kann zum Kochen, Braten und Backen verwendet werden.

Die Nachtkerze in der Volksmedizin

Allheilmittel der Indianer

Die nordamerikanischen Indianer nutzten die Nachtkerze in ihrer traditionellen Medizin. Irokesen behandelten mit der Pflanze Geschwüre. Sie glaubten auch, daß die Nachtkerze Muskeln kräftigt, wenn man sich mit ihr einreibt.

Die Cherokee tranken Nachtkerzentee zum Abnehmen. Er sollte Fettleibigkeit bekämpfen und der Faulheit entgegenwirken. Eine aus der Wurzel zubereitete warme Packung half bei Hämorrhoiden.

Einigen Indianerstämmen diente sie als Allheilmittel. Die Navajo-Indianer behandelten mit verschiedenen Nachtkerzen-Arten Erkältung, Mumps und Halsschmerzen, Geschwülste, Magenbeschwerden, Frauenkrankheiten, Spinnen- und Schlangenbisse.

Die Nachtkerze genoß bei den Navajo-Indianern so hohes Ansehen, daß sie als Zeremonial- und Lebensmedizin verehrt wurde. Solchermaßen geachtete Pflanzen gehören zu der für die Krankenheilung üblichen Zeremonie. Bei ihrer Ernte streuen die Mediziner auf eine der Pflanzen Pollen und beten dazu. Allerdings kannten die Navajo nicht die hier besprochene Zweijährige Nachtkerze – *Oenothera biennis* –, sondern eine nahe Verwandte. Die Navajo siedeln im Südwesten der Vereinigten Staaten, in Arizona, Utah und New Mexiko.

Andere Indianer aßen gekochte Stengelrinde oder die Wurzel der Nachtkerze, um Bauchschmerzen zu lindern. Außerdem wandten sie zerstampfte Nachtkerzensamen bei Hautausschlägen und Asthma an, und sie brauten aus der Wurzel eine Hustenmedizin.

Für Umschläge ließ man die ganze Pflanze in warmem Wasser aufquellen. Mit diesem Brei heilten die Indianer Quetschungen, Prellungen, Blutergüsse und blaue Flecken.

Die Wurzel wurde getrocknet, zerstampft, gemahlen und auf verstauchte Knöchel, gebrochene Arme und Beine sowie gezerrte Muskeln aufgetragen. Das Pulver half bei großen und kleinen Wunden sowie bei Verbrennungen.

Europäer entdecken das Kraut

Die ersten europäischen Siedler lernten bald die Nachtkerze als Heilpflanze kennen. Zuerst nutzten sie das Kraut gegen Krätze. Später mischten die Pioniere Wurzel und Honig in den Hustensaft. Die Blätter halfen bei der Wundheilung, der Extrakt aus den Samen reinigte das Blut. Wurzel und Kraut wirken auf manche Menschen beruhigend. Sie stärken die Nerven.

In Europa erwähnte erstmals John Josselyn die Heilwirkung der Nachtkerze. Er unternahm 1638 und 1663 ausgedehnte Reisen durch Neuengland. In seinen späteren Berichten beschrieb er die Nachtkerze, ihre Blüten seien gelb und den Primeln ähnlich. Die aufrechte Pflanze werde deshalb Baum-Primel genannt.

1749 berichtete der schwedische Abenteurer und Botaniker Peter Kalm in Quebec: »Die Zweijährige Nachtkerze wächst überall auf offenen Hügeln und brachliegenden Feldern. Ein alter Franzose, der mich begleitete, als ich die Samen sammelte, konnte nicht genug ihre wundheilende Wirkung preisen. Die Blätter der Pflanze müssen zerrieben und auf die Wunde gelegt werden.«

Alte Kräuterbücher preisen das Nachtkerzenöl auch als Mittel, das die Schleimhäute zusammenzieht, Blutungen stillt und beruhigend wirkt.

Rund 120 Jahre später, im Jahre 1868, wurde die Rinde des Blütenstengels in die Liste der Arzneipflanzen Kanadas aufgenommen. Ein Heilpflanzen-Führer aus dieser Zeit führt aus: Die Nachtkerze dient als Antispasmodikum bei krampfartigem Asthma und Keuchhusten, sie beruhigt einen gereizten Magen und Darm und hilft bei entzündeter Blase und chronischem Durchfall.

- *Indianer verwenden die Nachtkerze traditionell als Heilmittel gegen zahlreiche Krankheiten und Beschwerden.*
- *Europäische Siedler Nordamerikas schätzten das Kraut als Mittel bei bei Wundheilung, Husten und zur Blutreinigung.*
- *1868 wurde die Rinde des Blütenstengels in die Liste der Arzneipflanzen Kanadas aufgenommen.*

Inhaltsstoffe und medizinische Wirkungen

Die Chemie einer Heilpflanze bestimmt, welchen Nutzen sie für unsere Gesundheit hat. Nachtkerzen und ihre Verwandten enthalten in Stengel und Blättern Gerbstoffe, Flavonoide und Schleimstoffe. Im Samen findet man einen ungewöhnlich hohen Anteil an fetten Ölen.

Gerbstoffe und Samenöl

Früher nutzten Indianer, amerikanische Pioniere und später auch europäische Heilkundler die Blätter und Stengel der Pflanze zur Wundheilung. Diese bewirken die Gerbstoffe, komplizierte chemische Verbindungen, die die Haut dazu bringen, sich zusammenzuziehen.

Sie mildern die Reize, hemmen Entzündungen und verringern die Infektionsgefahr durch Bakterien, Viren oder Pilze. Getrocknete Blätter enthalten reichlich Gerbstoffe, bis zu 17 Prozent, der Stengel erreicht acht Prozent.

In der Homöopathie setzt man Nachtkerzen-Extrakte bei chronischem Durchfall ein. Auch in diesem Fall helfen die Gerbstoffe zu heilen.

Heute stehen die Wirkstoffe aus den Samenkörnern im Vordergrund. Die winzigen, etwa eineinhalb Millimeter kleinen Samen bestehen zu rund 15 Prozent aus Protein, zu etwa 24 Prozent aus fettem Öl und zu 43 Prozent aus Zellulose und Lignin. Zellulose ist die Bausubstanz der pflanzlichen Zellwand und Lignin ist ein Bestandteil des Holzes.

Die Samen wurden 1917 erstmals genauer untersucht. Der deutsche Wissenschaftler Unger ermittelte einen Ölgehalt im Samen von 15 Prozent. Zwei Jahre später analysierten die beiden Forscher Heiduschka und Luft das Samenöl. Sie fanden die seltene Gamma-Linolensäure. Doch erst in den 60er Jahren wurde die Nachtkerze auf ihren gesundheitlichen Wert untersucht. Davon erfahren Sie später mehr.

- *Gerbstoffe in Blatt und Stengel lassen Wunden heilen, beruhigen Magen und Darm, helfen bei entzündeter Blase und chronischem Durchfall.*
- *Heute überragen die Wirkungen des Samenöls alle anderen Heilkräfte der Nachtkerze.*

Fette Öle und Fettsäuren

Mit dem Begriff »fette Öle« meint der Chemiker Fette, die bei Raumtemperatur flüssig sind, und er grenzt sie so ab gegen halbfeste Fette, wie zum Beispiel Butter oder Schweinefett, und starre Fette, etwa Talg.

Öl bezeichnet einen Zustand, nämlich flüssig, und hat zunächst nichts mit der chemischen Struktur zu tun. Das übernimmt der Begriff Fett. Alle Fette setzten sich nach dem gleichen Prinzip zusammen: Drei Fettsäuren binden an ein Glyzerinmolekül.

Die in der Aromatherapie verwendeten ätherischen Öle haben mit fetten Ölen kaum etwas gemein. Sie sind die stark riechenden Inhaltsstoffe einer Pflanze. Sie sind zwar auch meist flüssig, aber sie verdunsten leicht und unterscheiden sich untereinander erheblich in ihrer chemischen Zusammensetzung. Nur wenige ätherische Öle gehören in die Gruppe der Fette.

Fette und Öle – kann das gesund sein? Wer denkt nicht an Dickmacher und süße Köstlichkeiten, Speckröllchen und Schmerbauch. Tatsächlich ist Fett sehr nahrhaft. Es liefert unserem Körper viel Energie. Und was wir durch Sport und Bewegung nicht verbrauchen, das speichern wir in Fettdepots. Solche Depots werden vorzugsweise an Taille, Hüfte, Bauch und Po angelegt.

Allerdings: Fettfreie Ernährung führt zu schwerwiegenden Mangelerscheinungen. Denn Fette liefern nicht nur Energie, sie sind auch wichtiger Baustein und Ausgangsprodukt für zahlreiche Synthesen im Stoffwechsel.

Wir können auf fette Öle nicht verzichten. Fette Öle wie das Samenöl der Nachtkerze enthalten reichlich ungesättigte Fettsäuren. Das sind Fettsäuren mit einer besonderen Art der chemischen Bindung, der sogenannten Doppelbindung.

- *Fette liefern Energie für die Muskelarbeit, bauen die Zellmembranen auf, isolieren die Nervenzellen, polstern die inneren Organe ab, halten die Wärme und sind Ausgangsstoff zahlreicher Synthesen.*
- *Fette setzen sich zusammen aus drei Fettsäuren, die an ein Glyzerinmolekül binden.*
- *Ungesättigte Fettsäuren kann unser Körper nicht selbst bilden. Wir müssen sie mit der Nahrung zu uns nehmen.*

Aus ungesättigten Fettsäuren baut unser Körper die Zellmembranen auf. Zellmembranen wiederum schützen das Zellinnere und den Zellkern, der die Erbsubstanz DNA beherbergt. Außerdem kontrolliert die Membran den Transport von Stoffen in die Zelle hinein und aus ihr heraus.

Ungesättigte Fettsäuren isolieren die Nervenzellen und schützen das Gewebe.

Außerdem spielen sie – wie wir später noch genauer erfahren – eine entscheidende Rolle im Stoffwechsel. Der Körper stellt aus ungesättigten Fettsäuren bestimmte hormonähnliche Stoffe, die Prostaglandine, her.

Nicht nur das. Ungesättigte Fettsäuren senken den Cholesterinspiegel des Blutes – besonders den Anteil des schädlichen LDL-Cholesterins. Damit beugen sie der Arterienverkalkung vor und schützen vor Herzinfarkt und Schlaganfall.

Fette in unserer Ernährung

Experten sagen, wir essen doppelt soviel Fett, wie wir sollten. Sie raten zu 70 bis 80 Gramm Fett täglich. Maximal 30 Prozent unseres Kalorienbedarfs sollten wir mit Fett decken. Tatsächlich schaffen wir 45 Prozent. Nicht nur das, wir essen auch die falschen Fette.

Die Deutsche Gesellschaft für Ernährung empfiehlt folgende Zusammensetzung: Ein Drittel gesättigte Fettsäuren, ein weiteres Drittel einfach ungesättigte Fettsäuren und das letzte Drittel mehrfach ungesättigte Fettsäuren. Statt dessen verzehren wir zu viele tierische Fette und zu wenige hochwertige pflanzliche Öle.

In Wurst und Fleisch, Speck und Eiern, Butter und Käse, also in allen tierischen Fetten, überwiegen die gesättigten Fettsäuren. Einzige Ausnahme sind die Fische. Ungesättigte Fettsäuren belasten unseren Körper, und wir sollten sie auf ein Mindestmaß verringern. Auch pflanzliche Fette, etwa das Kokosfett oder das Palmkernfett, enthalten im Gegensatz zu Pflanzenölen überwiegend gesättigte Fettsäuren. Gesättigte Fettsäuren erhöhen den Cholesterinspiegel, vor allem das schädliche LDL. Hierbei wirken Fettsäuren mit 12 bis 16 Kohlenstoffatomen sehr ausgeprägt, so etwa die Myristinsäure (14 Kohlenstoffatome) in Butter, Milch, Kokos- und Palmkernfett, oder die Palmitinsäure (16 Kohlenstoffatomc). Palmitinsäure ist die häufigste tierische Fettsäure.

Die Stearinsäure (18 Kohlenstoffatome), ebenfalls eine gesättigte Fettsäure, beeinflußt den Cholesterinspiegel im Blut wenig bis gar nicht. Liebhaber deftiger Mahlzeiten müssen deswegen nicht unbedingt auf Schmalz verzichten. Auch die Kakaobutter erhöht den Cholesterinspiegel nicht wesentlich.

Gesünder als jede gesättigte Fettsäure ist die einfach ungesättigte Ölsäure. Einfach ungesättigt heißt, die Fettsäure enthält eine Doppelbindung. Ölsäure kommt reichlich vor in Ölivenöl, Rapsöl und Erdnußöl. Zur Vorbeugung von Herz-Kreislauf-Erkrankungen sollten Sie also lieber etwas Olivenöl über das gedünstete Gemüse träufeln und dafür die fette Wurst weglassen.

Zwei oder mehr Doppelbindungen kennzeichnen die mehrfach ungesättigten Fettsäuren. Die wichtigste hier ist die Linolsäure (18 Kohlenstoffatome, zwei Doppelbindungen). Viele Pflanzenöle weisen einen besonders hohen Gehalt an Linolsäure auf, so etwa Sonnenblumenöl, Sojaöl, Maiskeimöl und Distelöl. Keine Fettsäure senkt den Cholesteringehalt im Blut, speziell den LDL-Spiegel, so deutlich wie die Linolsäure. Die Ernährungswissenschaftler empfehlen deshalb täglich zehn Gramm Linolsäure zu sich zu nehmen.

Übersicht über die wichtigsten Fettsäuren.

C-Atome = Kohlenstoffatome, ges. = gesättigte Fettsäure, unges. = ungesättigte Fettsäure, Doppelb. = Doppelbindungen

Name der Fettsäure	Anzahl der C-Atome und Anzahl Doppelbindungen	Vorkommen
Buttersäure	4, ges.	Butter, Milchfett
Capronsäure	6, ges.	Butter, Milchfett
Caprylsäure	8, ges.	Kokos-, Milch- und Palmkernfett
Caprinsäure	10, ges.	Kokos-, Milchfett
Laurinsäure	12, ges.	Kokosfett
Myristinsäure	14, ges.	tierische und pflanzliche Fette
Palmitinsäure	16, ges.	Palmöl
Stearinsäure	18, ges.	tierische Fette, Schmalz, Talg
Ölsäure	18, einfach unges., eine Doppelb.	Olivenöl, Rapsöl, Erdnußöl
Linolsäure	18, mehrfach unges., zwei Doppelb.	Sonnenblumenöl, Sojaöl, Distelöl, Maiskeimöl
Gamma-Linolensäure	18, mehrfach unges., drei Doppelb.	Nachtkerzenöl, Borretschöl
Alpha-Linolensäure	18, mehrfach unges., drei Doppelb., anders angeordnet	Leinsamenöl
Arachidonsäure	20, mehrfach unges., vier Doppelb.	Fleisch
EPA, DHA	20/22, mehrfach unges., fünf/sechs Doppelb.	Fisch, Fischöl

Bevorzugen Sie Margarine oder Butter? Das ist zunächst eine Geschmacksfrage. Der Körper setzt die eher kurzen, gesättigten Fettsäuren der Butter recht schnell in Energie um, sie macht morgens fit. Dagegen enthält eine gute Pflanzenmargarine bis zu einem Drittel mehrfach ungesättigte Fettsäuren. Diätmargarine muß sogar mindestens 50 Prozent Linolsäure enthalten.

Dann gibt es noch die Trans-Fettsäuren. Trans bezeichnet die Stellung der Doppelbindungen zueinander. Das Gegenstück zu trans heißt cis-Konfiguration – das ist die biologisch aktive Form der Fettsäuren, ihr natürlicher Zustand. Bei der Herstellung der Margarine kommt es nun zur Bildung von Trans-Fettsäuren, die wiederum wie gesättigte Fettsäuren wirken. In den letzten Jahren gelang es allerdings, den Trans-Fettsäure-Gehalt der Margarine auf weniger als zehn Prozent zu senken. Auch fand man natürliche Trans-Fettsäuren: Sie entstehen, wenn Mikroorganismen tätig sind, etwa im Pansen der Wiederkäuer.

Je nach Stellung der Doppelbindung unterscheidet man drei Reihen ungesättigter Fettsäuren. Sie leiten sich von drei Fettsäuren ab: der Ölsäure (Omega-9-Fettsäuren), der Linolsäure (Omega-6-Fettsäuren) und der Alpha-Linolensäure (Omega-3-Fettsäuren). Jede Reihe führt zu unterschiedlichen Syntheseprodukten.

Tips zum richtigen Umgang mit Fett:

- *Achten Sie auf Qualität: Fette sind Aromaträger. Sie machen die Speisen lecker und den Magen lange satt. Die fettlöslichen Vitamine A, D, E und K können wir nur mit Hilfe von Fett verwerten.*
- *Meiden Sie versteckte Fette, etwa in Wurst und Käse.*
- *Streichen Sie Butter und Margarine nur dünn aufs Brot. Je kräftiger das Brot schmeckt, um so weniger Aufstrich brauchen Sie.*
- *Ersetzen Sie Mayonnaise durch Joghurt, Crème fraîche durch Dickmilch. Dünsten, Dämpfen und Grillen spart Fett.*
- *Garen Sie fettarm: Nur wenig Fett erhitzen. Das Fleisch in das heiße Bratfett legen, dann die Temperatur herunterschalten.*
- *Verwenden Sie für Salate wertvolle Pflanzenöle, etwa Distelöl, Sonnenblumenöl oder Keimöle.*
- *Essen Sie Fisch. Fischöl enthält die mehrfach ungesättigte Omega-3-Fettsäuren.*

Unverzichtbare Linol- und Linolensäure

Säugetiere können ungesättigte Fettsäuren nicht selbst herstellen – wir also auch nicht. Wir müssen sie mit der Nahrung aufnehmen. Nichts kann diese Substanzen ersetzen, niemand kann auf sie verzichten. Man nennt sie daher essentiell.

Besonders wertvoll ist die Linolsäure. Sie besteht aus 18 Kohlenstoffatomen, und sie enthält zwei Doppelbindungen. Linolsäure ist die direkte Vorstufe der Linolensäure mit drei Doppelbindungen. Noch höher ungesättigte Säuren, also Fette mit vier und mehr Doppelbindungen, kommen in Fischleberölen vor.

Das Öl der Nachtkerzensamen ist sehr kostbar: Es hat einen ungewöhnlich hohen Anteil an Linolsäure, nämlich rund 71 Prozent. Zum Vergleich: Sojaöl enthält 70 Prozent Linolsäure, Sonnenblumenöl 60 Prozent, Sesamöl 40 Prozent, Olivenöl nur 4 Prozent.

Außerdem – und das ist extrem selten – enthält der Nachtkerzensamen die sogenannte Gamma-Linolensäure (GLS). Etwa neun Prozent des gesamten Öls entfallen auf Gamma-Linolensäure. Die restlichen Öle verteilen sich folgendermaßen: Sechs bis elf Prozent Ölsäure, ebenfalls eine ungesättigte Fettsäure; Palmitin- und Stearinsäure, beides gesättigte Fettsäuren, sowie andere.

- *Das Samenöl der Nachtkerze enthält einen hohen Anteil an Linolsäure (71 %) und die seltene Gamma-Linolensäure (9 %).*
- *Die Deutsche Gesellschaft für Ernährung empfiehlt, täglich 10 Gramm Linolsäure zu verzehren. Zur Vorbeugung und Therapie von Krankheiten bedarf es größerer Mengen. Auch Kinder haben durch ihr rasches Wachstum einen erhöhten Bedarf. Sie brauchen um so mehr, je jünger sie sind.*

Seit 1919 weiß man, daß das Samenöl der Nachtkerze Gamma-Linolensäure enthält. Wozu dieser Stoff dient, blieb aber noch lange verborgen. Erst sechzig Jahre später, als die Gruppe der Prostaglandine genauer erforscht war, erkannten die Wissenschaftler seine wahre Bedeutung für unsere Gesundheit.

Das Fundament: die Gamma-Linolensäure

Eine gesunde Haut braucht Gamma-Linolensäure (GLS). Diese essentielle Fettsäure hält die Zellen geschmeidig und reguliert die Wasserdurchlässigkeit. Intakte Hautzellen führen zu einem schönen Teint. Sie schützen vor zuviel Feuchtigkeitsverlust, sie stärken die Abwehrkraft der Haut. Umgekehrt führt ein Mangel an Gamma-Linolensäure zu erhöhtem Wasserverlust. Die Haut des Betroffenen trocknet aus, beginnt zu schuppen und juckt.

Unser Körper baut aus der Gamma-Linolensäure eine ganze Hormongruppe auf, die Prostagladine. Prostaglandine beeinflussen direkt oder über Umwege die Funktionen aller Zellen.

Es scheint kaum eine Reaktion in unserem Stoffwechsel zu geben, an der Prostaglandine nicht in irgendeiner Weise beteiligt sind. Alle diese Reaktionen hängen mehr oder weniger davon ab, ob wir ausreichend Gamma-Linolensäure bereitstellen. GLS ist die einzige Vorstufe und somit unersetzbar.

Wie wichtig diese Fettsäure ist, zeigt sich auch darin, daß Babys sie mit der Muttermilch einsaugen. Menschliche Muttermilch enthält Gamma-Linolensäure, Kuhmilch nicht. Einige Nahrungsmittel enthalten geringe Mengen an Gamma-Linolensäure, etwa Fleisch, Fischöl, Keimöl, Hafer, Gerste und Eier. Muttermilch sowie die Fette einiger Meerestiere weisen hohe Konzentrationen auf.

Nur einige wenige Pflanzen erzeugen Gamma-Linolensäure. Hierzu zählen neben der Nachtkerze, der Borretsch, die Schwarze Johannisbeere, der Hanf und der Schwarzkümmel.

Fehlt dem Körper Gamma-Linolensäure oder hat er davon zu wenig, dann kommt es zu verschiedenen Krankheitssymptomen. Sie sind – entsprechend den Prostaglandin-Funktionen – sehr vielfältig und selten klar ausgeprägt. Am schlimmsten reagieren Babys und Kleinkinder; sie leiden unter Wachstumsstörungen und Durchfall. Beim Erwachsenen fallen eher die Hautveränderungen auf. Die Haut trocknet aus, es kommt zu Haarausfall.

Weitere Mangelerscheinungen sind: Wunden verheilen nur langsam, der Betroffene ist anfällig für Infektionskrankheiten, seine Wasserbilanz verändert sich, die Funktion von Herz und Leber ist beeinträchtigt, die Fruchtbarkeit nimmt ab, die Blutwerte verändern sich bis hin zur Blutarmut. Bei Affen und Ratten beobachteten die Forscher Seh- und Verhaltensstörungen.

- *Gamma-Linolensäure hält die Zellen geschmeidig und reguliert die Wasserdurchlässigkeit der Haut.*
- *Gamma-Linolensäure ist Ausgangsstoff für die Prostaglandin-Synthese. Ein Mangel führt zu vielfältigen, oft unklaren Symptomen.*
- *Muttermilch enthält reichlich Gamma-Linolensäure.*

Schlüsselenzym im Stoffwechsel: die Delta-6-Desaturase

Woher nimmt der Körper die Gamma-Linolensäure? Im Idealfall baut er die Linolsäure um zu GLS. Er fügt der Linolsäure eine weitere Doppelbindung zu. Dazu bedarf es eines Heinzelmännchens, diese Aufgabe erfüllt das Enzym Delta-6-Desaturase.

Enzyme sind körpereigene Eiweiße, an denen die Stoffwechselreaktionen ablaufen.

Ob das Heinzelmännchen fleißig ist oder öfter eine Pause macht, hängt von vielen Faktoren ab. Eine falsche Ernährung, Infektionen und bestimmte Erkrankungen bremsen seinen Eifer, und sie blockieren die Umwandlung zur GLS.

Man kann sich die Stellung der Gamma-Linolensäure in unserem Organismus vorstellen wie einen Baum: Ein Stamm gabelt sich in zwei große Äste, die Äste in Zweige, die Zweige in immer kleiner werdende Zweige. Der Stamm steht für die Gamma-Linolensäure. Sie ist der Grundstoff, der für viele Aufgaben des Stoffwechsels benötigt wird. Auf dieser einen Fettsäure, die so reichlich im Samenöl der Nachtkerze vorhanden ist, baut sich unsere Gesundheit und Vitalität auf.

Die Gamma-Linolensäure wird umgewandelt in die Dihomo-Gamma-Linolensäure. Hier gabelt sich der Stamm. Ein großer Ast symbolisiert die Prostaglandine der ersten Serie (PG1). Er verzweigt sich in die verschiedenen Varianten der PG1.

Einen zweiten großen Ast charakterisiert die Arachidonsäure. Von diesem Ast gehen vier dicke Zweige ab: je einer für die Prostaglandine der zweiten Serie (PG2), die Prostacycline, die Thromboxane und die Leukotriene. Sie alle verästeln sich weiter in diverse Varianten. Die Blätter symbolisieren die Wirkung der jeweiligen Substanz.

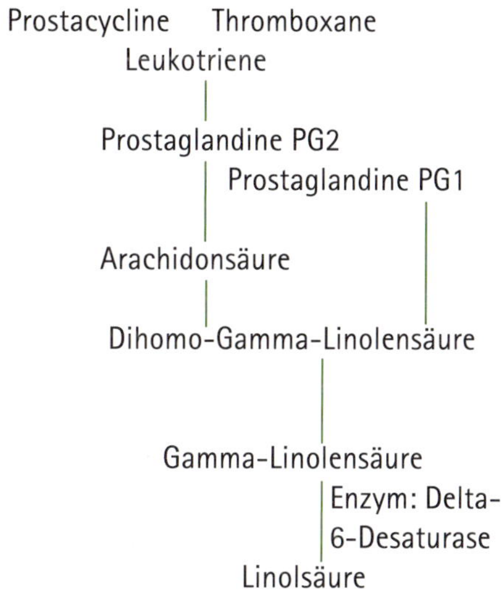

- *Das Enzym Delta-6-Desaturase baut die Linolsäure um zur Gamma-Linolensäure.*
- *Hemmend auf das Enzym Delta-6-Desaturase wirken: Cholesterin, gesättigte und Trans-Fettsäuren, Alkohol, Zinkmangel, Virusinfektionen, ein hohes Alter und Diabetes mellitus.*
- *Die Gamma-Linolensäure ist die einzige Vorstufe aller weiteren Syntheseschritte, sie läßt sich durch nichts ersetzen.*
- *Zwei Stoffwechselwege konkurrieren miteinander: Einer führt zu den Prostaglandinen PG 1, der andere zu der Arachidonsäure.*

Ohne Prostaglandine geht nichts

Es gibt nicht das Hormon Prostaglandin, sondern der Name umfaßt eine ganze Reihe Substanzen mit ähnlicher chemischer Zusammensetzung. Heute sind über 30 verschiedene Prostaglandine bekannt. Ihnen verwandt sind die Prostacycline, Thromboxane und Leukotriene - doch davon später.

Prostaglandine sind keine Hormone im klassischen Sinn, sondern hormonähnliche Stoffe, beziehungsweise Gewebshormone. Echte Hormone werden in Drüsen gebildet und gelangen über die Blutbahn zu ihrem Zielorgan.

Anders bei den Prostaglandinen: Sie entstehen bei Bedarf vor Ort in verschiedenen Zellen und Zellgruppen, wirken nur dort und zerfallen schnell. Sie sind hochaktive Substanzen und eignen sich ideal für Steuerungsprozesse auf engstem Raum, etwa bei Entzündungen oder Immunreaktionen.

In den dreißiger Jahren unseres Jahrhunderts entdeckte der schwedische Physiologe Ulf Svante von Euler-Chelpin die Prostaglandine in der Samenflüssigkeit von Schafen. Er vermutete, daß die Substanzen in der männlichen Prostata gebildet werden, und er nannte sie nach diesem Organ Prostaglandine. Später wurden sie in fast allen Organen beim Mann und bei der Frau nachgewiesen. Struktur und Wirkung erforschten dann die beiden schwedischen Biochemiker Bengt Samuelsson und Sune Bergström. Dafür erhielten sie 1982 zusammen mit dem englischen Pharmakologen John Robert Vane den Nobelpreis für Medizin. Nach und nach erkannten die Forscher die enorme Reichweite der Prostaglandin-Wirkung.

Prostaglandine entscheiden mit über Gesundheit und Krankheit. Man findet sie in den meisten, wenn nicht gar in allen Geweben und Organen. Ohne Prostaglandine geht nichts.

Prostaglandine wirken direkt oder sie beeinflussen andere Hormonsignale. Sie schwächen deren Botschaft oder verstärken sie. Die Wirkungen der einzelnen Prostaglandine sind sehr vielfältig, gelegentlich sogar völlig entgegengesetzt. Zum Beispiel senken einige Prostaglandine den Blutdruck, andere steigern ihn. Das System ist sehr komplex und nur schwer überschaubar. Vieles hat man noch gar nicht vollständig verstanden.

Gute Prostaglandine PG1

Um die Prostaglandine zu verstehen, müssen wir uns etwas mit ihrer Entstehung befassen. Wie wir bereits wissen, wird zuerst die Gamma-Linolensäure zu Dihomo-Gamma-Linolensäure umgewandelt. Dafür braucht unser Körper ausreichende Mengen an Vitamin B6, das reichlich in Hefe, Getreidekeimlingen und Kartoffeln vorkommt.

Bei der Dihomo-Gamma-Linolensäure teilt sich der Weg: Um auf das Bild des Baumes zurückzukommen, der Stamm gabelt sich in zwei Äste. Eine Richtung geht zunächst zu der sogenannten Arachidonsäure. Die andere Richtung kommt ohne Zwischenstufe aus. Sie führt direkt zu den Prostaglandinen der Serie 1, abgekürzt PG1.

Die Prostaglandine der PG1 sind »gute« Prostaglandine. Sie bewirken vorwiegend Positives. Vor allem das PGE1 ist gut erforscht. Es ist für die normale Körperfunktion besonders wertvoll: Es erweitert die Blutgefäße, senkt den Blutdruck und schützt vor Arterienverkalkung. Es hindert die Blutplättchen (Thrombozyten) daran, sich zu Klümpchen zusammenzulagern.

PGE1 bremst die Cholesterinsynthese, vor allem senkt es den Anteil des schädlichen LDL-Cholesterins. Es aktiviert die T-Lymphozyten und stärkt damit die Immunabwehr. Es steigert das für Muskelfunktionen so wichtige zyklische Adenosinmonophosphat und verhindert Leberschäden.

TIP

Vitamin C, Nicotinamid und Zink begünstigen die PG1-Bildung. Nachtkerzenöl stellt sicher, daß ausreichend Gamma-Linolensäure als Ausgangsstoff für die Synthese der Prostaglandine zur Verfügung steht.

Wir können also beeinflussen, welche Richtung der Stoffwechsel einschlägt. Nimmt er den kurzen, direkten, zu den gesundheitsfördernden Prostaglandinen PG1 führenden Weg, oder zieht er die Alternative vor und bildet Arachidonsäure?

Schlechte Prostaglandine PG2

Auch die Arachidonsäure wird zu Prostaglandinen umgewandelt, allerdings zur Serie 2 oder kurz PG2. Auf sie würden wir oft gerne verzichten.

Die PG2 lösen Schmerzen, Entzündungen und Fieber aus. Schmerzmittel, die Acetylsalicylsäure enthalten, wie zum Beispiel das Aspirin, blockieren die Umbildung der Arachidonsäure zu PG2. Der Schmerz läßt nach, das Fieber fällt.

Die Arachidonsäure bewirkt noch stärkere Unannehmlichkeiten. Sie wird auch zu Leukotrienen umgebaut. Die wiederum wirken entscheidend mit bei Allergien, Immunreaktionen und Hautentzündungen. Das allergische Asthma bronchiale wird gar durch Leukotriene verursacht.

Ärzte verschreiben in diesen Fällen gerne Kortison. Es hält die Arachidonsäure in den

Zellmembranen fest. So steht sie nicht für den Stoffwechsel zur Verfügung, und es können keine Leukotriene gebildet werden. Eine lokale Betäubung, etwa die Spritze beim Zahnarzt, wirkt an gleicher Stelle.

TIP

Mit Wurst und Fleisch, Eiern und Milch nehmen wir reichlich Arachidonsäure auf. Wir begünstigen so die Bildung der Prostaglandine PG2. Verzichten wir dagegen weitgehend auf tierische Lebensmittel, dann verändern wir das Gleichgewicht zugunsten der guten Prostaglandine PG1.

Die Arachidonsäure führt nicht nur zu schlechten Prostaglandinen. PG2 senken den Blutdruck, kontrahieren die Längsmuskulatur, entspannen die Ringmuskulatur und stimulieren die Gebärmuttermuskeln während der Geburt.

Prostaglandine regeln die Spannung der glatten Muskulatur und des Herz-Kreislauf-Systems, sie drosseln die Sekretion von Magensaft und regen den Darm an. Glatte Muskulatur nimmt teil an der Funktion vieler Organe, etwa Magen, Darm, Blase, Uterus, Bronchien, und sie trägt an den Blutgefäßen wesentlich zur Kreislaufregulation bei.

Yin-Yang-Prinzip

Noch zwei weitere Stoffgruppen gehen von der Arachidonsäure aus: die Prostacycline und die Thromboxane. Thromboxane sind hochaktive Substanzen, und sie ermöglichen, daß sich die Blutplättchen oder Thrombozyten ansammeln und zusammenballen. Das ist lebenswichtig für die Wundheilung.

In wenigen Sekunden können Tausende von Blutplättchen zu einem Klumpen gerinnen. Gleichzeitig kontrahiert die glatte Muskulatur, das Blutgefäß verengt sich. Ohne diese Reaktion würden wir verbluten.

Zugleich verursacht eine Verklumpung der Blutplättchen die häufigsten Todesursachen in den westlichen Industrieländern: Herzinfarkt, Schlaganfall und Thrombosen.

Thromboxane verursachen maßgeblich Embolien und Überempfindlichkeitsreaktionen. Solche Reaktionen treten innerhalb von Minuten auf. Die Symptome reichen von einer Hautrötung bis hin zu einem lebensbedrohlichen Blutdruckabfall und Schock.

Prostacycline wirken vor allem an den Wänden der Blutgefäße, aber auch in anderen Organen. Sie hemmen das Verklumpen der Thrombozyten und entspannen die Arterienmuskulatur.

- *Prostaglandine entstehen bei Bedarf vor Ort (Gewebshormone). Man kennt derzeit über 30 hochaktive Substanzen mit sehr vielfältigen, teils entgegengesetzten Wirkungen. Sie können andere Hormonsignale verstärken oder abschwächen.*
- *Die Prostaglandine PG1 erleichtern den Blutfluß, senken Blutdruck und Cholesterinspiegel, schützen vor Arterienverkalkung und stärken die Immunabwehr.*
- *Prostaglandine PG2 entstehen aus der Arachidonsäure. Sie lösen Schmerzen, Entzündungen und Fieber aus.*
- *Leukotriene spielen eine entscheidende Rolle bei Allergien, Immunreaktionen und Hautentzündungen.*
- *Thromboxane und Prostacycline regulieren den Blutfluß und die Zusammenballung der Blutplättchen.*

Prostacyclin und Thromboxan sind in den Blutgefäßen Gegenspieler. Wie das chinesische Yin-Yang-Prinzip ergänzen sie sich. In ähnlicher Weise wirken sie auch bei der Blutgerinnung zusammen.

Es gibt noch eine dritte Serie Prostaglandine. Sie bildet unser Körper aus den mehrfach ungesättigten Fettsäuren im Fischöl.

Medizinische Wirkungen

Herz und Kreislauf

Prostaglandine regeln die Durchblutung und die Blutverteilung. Unter ihrem Einfluß entspannt sich die glatte Muskulatur der Arterien und Venen. Der Blutdruck fällt, die Gefäße erweitern sich. Arme und Beine werden besser durchblutet, was Venenleiden und Raucherbein vorbeugt.

Das Prostaglandin PGE1 macht die roten Blutkörperchen elastischer und beweglicher. Sie kommen flotter voran und versorgen die Organe und Muskeln besser mit Sauerstoff.

Die blutdrucksenkende Wirkung ist eine der klassischen Aufgaben der Prostaglandine. Gleichzeitig erschweren sie die Aktivierung der Thrombozyten (Blutplättchen), ein Umstand, der vor Arteriosklerose, Herzinfarkt und Thrombosen schützt.

Immunabwehr

Prostaglandine der Serien PG1 und PG2 halten die körpereigene Abwehr in ihren Grenzen. Sie unterdrücken unangemessen starke, allergische Reaktionen.

Für die vollständige Reifung des Immunsystems braucht der Körper Prostaglandine, vor allem die PGE1. Nur dann reifen in der Thymusdrüse die T-Zellen. Sie gehören zu den Lymphozyten und sind die wichtigsten Träger des Abwehrsystems.

Die sogenannten Suppressor-T-Zellen bremsen andere Abwehrzellen ab, und sie verhindern, daß diese Immunglobuline IgE freisetzen. Die IgE verursachen Allergien.

Derzeit diskutieren Hautärzte und Wissenschaftler, ob eine frühe Störung in der Immunabwehr zu Neurodermitis und Allergien führt. Babys haben eine noch unterentwickelte Abwehr. Sie reift im Laufe des ersten Jahres aus. Wenn dem kleinen Körper nun zu wenig Prostaglandin zur Verfügung steht, kann das die Reifung der T-Lymphozyten beeinträchtigen.

Niere

Prostaglandine regulieren den Blutdruck an zwei Orten: Einmal über das Blutgefäß, zum anderen über die Nieren. Sie verstärken das Gewebshormon Kinin, das den Blutfluß erleichtert, und dämpfen die blutdrucksteigernden Hormone Noradrenalin und Angiotensin II.

Fortpflanzungsorgane

In der Samenblase des Mannes hat man die Prostaglandine entdeckt. Ihre Konzentrationen sind hier gegenüber allen anderen Organen am höchsten. Spitzenwerte erreicht das Sperma des Mannes und das Menstruationsblut.

Beim Menstruationsschmerz ist der PG2-Gehalt der Gebärmutterschleimhaut und des Menstruationsblutes erhöht. Prostaglandine leiten die Geburt ein. Während der Geburt verursachen sie die Wehen und öffnen den Muttermund.

Magen und Darm, Stoffwechsel

Prostaglandine beeinflussen viele Funktionen im Rahmen der Verdauung. Vor allem aber regeln sie die Abgabe des Magensaftes sowie dessen Säurebildung. Sie sind ein wichtiger Schutzstoff des Magens.

Im Darm erleichtern sie die Verdauung. Prostaglandine sind mitbeteiligt an der Entstehung von Durchfall, Geschwüren und Diabetes mellitus (Zuckerkrankheit). Außerdem regulieren sie die Freisetzung von Insulin, die Cholesterinabgabe, und sie mobilisieren das Fettgewebe.

Haut

Das Prostaglandin PGE1 blockiert die Freisetzung lysosomaler Enzyme. Das sind Eiweißstoffe, die Abbau-Reaktionen auslösen, die wiederum Zellen und Gewebe schädigen. Indem Prostaglandine die Synthese von Hyaluronsäure fördern – einer Kittsubstanz der Zellen -, schützen sie den Körper vor Eindringlingen wie Bakterien, Viren oder Pilzen.

Prostaglandine kontrollieren die Talgabsonderung. Störungen in diesem Bereich lassen die Akne blühen. Entzündetes Hautgewebe, wie es beispielsweise bei Infektionen, Verbrennungen, Sonnenbrand und Allergien üblich ist, weist hohe Mengen an Prostaglandin auf.

Vital mit Nachtkerzenöl

Heilpflanzen waren jahrhundertelang die wichtigsten Mittel zur Behandlung von Krankheiten. Alle Beschwerden wurden mit Kräutermedizin behandelt und viele gelindert – bis zu Beginn des 19. Jahrhunderts. Zu dieser Zeit konnte man die ersten wirksamen Inhaltsstoffe einiger Arzneipflanzen isolieren, die moderne Pharmazie begann. Nicht mehr die Pflanze, sondern ihre Wirkstoffe wurden zur Therapie genutzt.

Heute betrachten immer mehr Ärzte und Apotheker die Pflanzenheilkunde oder Phytomedizin als sinnvolle Ergänzung zur Schulmedizin. Bei leichteren Krankheiten und Befindlichkeitsstörungen erzielt man mit Kräutern oft einen beachtlichen Erfolg. Viele Pflanzen eignen sich zur unterstützenden Therapie bei chronischen Krankheiten.

Mit Nachtkerzenöl heilen

Die Nachtkerze fand in unserer Medizin erst spät ihren Platz. Homöopathen geben sie als Mittel gegen Durchfall. Schulmediziner verschreiben Kapseln mit Samenöl bei Neurodermitis. Als Nahrungsergänzung kurbelt sie unseren Stoffwechsel an. Die Fachwelt diskutiert eine Vielzahl von denkbaren und plausiblen Wirkungen. Nachtkerzenöl kann allerlei Beschwerden lindern: Haut- und Frauenleiden, Herz- und Kreislaufprobleme.

Im Idealfall versorgen wir unseren Körper ausreichend mit ungesättigten Fettsäuren. Dennoch kann es in bestimmten Situationen zu einer Unterversorgung kommen. Etwa dann, wenn Sie sich sehr fettarm ernähren. Im Extremfall fehlt es dem Körper an Baumaterial und Ausgangssubstanz für die Prostaglandin-Synthese.

Leistungssportler und körperliche Schwerarbeiter setzen entschieden mehr Energie um als Büroangestellte. Sie müssen auf eine ausreichende und hochwertige Fettversorgung achten, um ihren erhöhten Bedarf zu decken.

Wenn als Folge einer chronischen Störung in Magen und Darm die essentiellen Fettsäuren nicht oder nur unvollständig aufgenommen werden, führt das ebenfalls zu Mangelerscheinungen. Das zeigt sich unter anderem durch trockene und spröde Haut, Schuppen und Haarausfall. Fingernägel und Haare brechen leicht ab. Auch wenn

Ihnen die Tage vor den Tagen zusetzen, kann dies auf einen unausgeglichenen Fettstoffwechsel zurückgehen.

Unser Lebensstil beeinträchtigt den Körper oft mehr, als wir wahrhaben wollen. Einseitige oder falsche Ernährung, zuviel Fleisch, Alkohol, Streß und Bewegungsmangel führen dazu, daß die Linolsäure nicht oder nur unzureichend in die Gamma-Linolensäure umgewandelt wird. Sie lähmen das Enzym Delta-6-Desaturase, das diese Umwandlung durchführt.

Virusinfektionen, erbliche Veranlagung, der natürliche Alterungsprozeß sowie Zink- und Vitamin-C-Mangel setzen die Enzymaktivität herab. Ohne Enzyme finden keine biochemischen Reaktionen statt. Der Körper leidet unter einem Mangel an Gamma-Linolensäure, lange bevor die ersten Symptome sichtbar in Erscheinung treten.

Die Tage vor den Tagen

Die Tage vor den Tagen können Frauen zu schaffen machen. Rund 30 verschiedene Symptome können in dieser Zeit auftreten. Betroffene Frauen klagen über Kopfschmerzen, Schlafstörungen, Depressionen und eine gereizte Stimmung. Die Brüste spannen, die Waage zeigt ein höheres Gewicht, weil das Gewebe Wasser einlagert, Kreuz und Unterleib schmerzen. Diese Frauen leiden am prämenstruellen Syndrom. Es ist weit verbreitet. Lange schob die Fachwelt das Phänomen als psychisch bedingt zur Seite. Zu Unrecht, denn als eine Ursache gilt ein Ungleichgewicht des Hormonhaushalts vor den kritischen Tagen.

Diesen Frauen kann Nachtkerzensamenöl helfen. 1981 führten Mediziner am Saint-Thomas-Krankenhaus in London eine entsprechende Studie durch. Bei mehr als 60 Prozent der Patientinnen verschwanden die prämenstruellen Beschwerden vollständig. Jeder vierten Frau ging es besser als zuvor. Neuere Untersuchungen bestätigen dieses Ergebnis. Das Samenöl der Nachtkerze führt in den meisten Fällen zum Erfolg.

In der Fachwelt ist diese Therapie noch umstritten. Allerdings empfinden viele Frauen das Öl als hilfreich. Ihre körperliche Verfassung bessert sich, sie erlangen ihr seelisches Gleichgewicht wieder. Es erhält die Leistung und steigert die Konzentration. Die Frauen fühlen sich wohl. Und nur das zählt.

Die Verwendung von Nachtkerzenöl in den Tagen vor der Monatsblutung ist übrigens eines ihrer wichtigsten Einsatzgebiete als Nahrungsergänzungsmittel. Gamma-Linolensäure wirkt über das Prostaglandin E1, das wiederum die Synthese des Hormons Prolaktin reguliert. Prolaktin gilt als Verursacher einiger Symptome des prämenstruellen Syndroms.

Die vorteilhaften Wirkungen des Nachtkerzenöls stellen sich erst nach einigen Wochen ein. Deshalb empfiehlt sich die Therapie vor allem dann, wenn die Symptome nicht zu stark ausgeprägt sind, und Sie sich Zeit lassen können, bis das Mittel wirkt.

Schönheitspflege von innen

Die Haut ist ein rekordverdächtiges Organ. Ihre Oberfläche mißt fast zwei Quadratmeter, und sie wiegt stattliche vier Kilogramm. Die Haut schirmt unseren Körper nach außen ab. Als Schutzmantel sorgt sie dafür, daß Mikroorganismen und unliebsame Stoffe draußen bleiben. Andererseits hält sie den Wasserverlust in Grenzen. Sie schützt uns vor Verdunstung.

Die Haut ist sehr anfällig. Viele Störungen im Stoffwechsel zeigen sich zuerst an der Haut. Ein Mangel an essentiellen Fettsäuren macht sie schlaff, rauh und faltig. Streß führt oft zu Hautproblemen, eine überschießende Talgproduktion verursacht Akne. Eine ungeeignete Hautpflege, trockene Luft, Sonne und Kälte und der natürliche Alterungsprozeß trocknen die Haut aus. Sie beginnt zu schuppen, es kann Juckreiz auftreten.

Nachtkerzenöl unterstützt über die Prostaglandine die Haut bei ihren Aufgaben. Es läßt neue Zellen wachsen und belebt die alten, es regt die Durchblutung an und hält die Feuchtigkeit in der Haut. Einige Studien belegen die Wirkung von Nachtkerzenöl: Die Rauhigkeit der Haut verändert sich. Alternde, rauhe und trockene Haut wird wieder weich und geschmeidig.

Schutz für Herz und Kreislauf

Mehr als die Hälfte aller Europäer haben zuviel Fett im Blut, einer von fünf Bürgern leidet unter zu hohem Blutdruck. Beides begünstigt Arterienverkalkung, Venenleiden und Thrombosen. Die häufigsten sogenannten Zivilisationskrankheiten betreffen Herz und Kreislauf. Jeder zweite stirbt daran.

Wie wir bereits erfahren haben, schützt das Prostaglandin E1 vor diesen Übeln. Es senkt den Blutdruck, entspannt die Gefäßmuskulatur, hindert die Blutplättchen daran, sich zu verklumpen. Es erniedrigt den Cholesterinwert.

Gamma-Linolensäure aus dem Nachtkerzenöl fördert die Synthese des Prostaglandins. Tatsächlich konnte in mehreren klinischen Tests gezeigt werden, daß bei entsprechend langer Einnahme die erwünschten Effekte eintreten und sich das Gesundheitsbild bessert. Die Wirkung läßt sich frühestens nach acht bis zwölf Wochen beurteilen.

Der Stoffwechsel-Aktivator

Cherokee trinken einen Nachtkerzentee gegen Fettleibigkeit. Bei den Irokesen gilt die Pflanze als Anregungsmittel bei Faulheit. Ob die Nachtkerze wirklich das Mittel der Wahl ist, um Übergewicht, Schlaffheit und chronische Müdigkeit zu vertreiben, erscheint fraglich. Allerdings liegen erste, durchaus positive Erfahrungen vor.

Tatsächlich wirkt Nachtkerzenöl den Folgen unseres Lebensstils entgegen. Streß und Termindruck treiben den Blutdruck in die Höhe - Prostaglandine erweitern die Venen und Arterien, der Druck läßt nach. Eine unausgewogene Ernährung und Fast food bringen unseren Fetthaushalt durcheinander - Linolsäure und Gamma-Linolensäure gleichen Defizite aus. Zigarettenrauch und Luftschadstoffe fordern unsere Abwehrkräfte - ungesättigte Fettsäuren stärken das Immunsystem. Weil Gamma-Linolensäure den Engpaß - das Enzym Delta-6-Desaturase - umgeht, läuft der Stoffwechsel ungebremst ab.

Hyperaktive Kinder

Ist Ihr Kind ein Zappelphilipp? Es gibt eine Theorie, nach der eine der möglichen Ursachen der Hyperaktivität ein Mangel an essentiellen Fettsäuren sein könnte. Männer haben einen höheren Bedarf an essentiellen Fettsäuren als Frauen. Hyperaktivität tritt auch überwiegend bei Jungen auf. Süßigkeiten und Naschereien enthalten zahlreiche Farb- und Zusatzstoffe sowie Konservierungsmittel. Möglicherweise bringen sie den Fettstoffwechel ins Ungleichgewicht. In Amerika, England und Kanada wurde das Essen der übermäßig lebhaften Kinder mit Nachtkerzenöl-Präparaten angereichert. Daraufhin nahm die Nervosität ab.

- *Im Idealfall versorgen wir unseren Körper ausreichend mit ungesättigten Fettsäuren. Unser Lebensstil und unsere Ernährung können zu einem Mangel an Gamma-Linolensäure führen, lange bevor erste Symptome auftreten.*
- *Nachtkerzenöl lindert in den meisten Fällen die Symptome des prämenstruellen Syndroms.*
- *Alternde, rauhe und trockene Haut wird durch Nachtkerzenöl wieder weich und geschmeidig.*
- *Die Gamma-Linolensäure schützt über die Prostaglandine Herz und Kreislauf. Es senkt den Blutdruck, verhindert die Ansammlung von Blutplättchen, bremst die Cholesterinsynthese.*
- *Nachtkerzenöl aktiviert den Stoffwechsel und stärkt die Immunabwehr.*
- *Übermäßig zappelige und nervöse Kinder finden mit Nachtkerzenöl ihre Konzentrationsfähigkeit wieder.*

Nachtkerzen-Samenöl und Neurodermitis

Es beginnt mit kleinen Bläschen auf der Haut. Die Bläschen platzen, zurück bleibt ein roter, rauher Fleck. Die Haut trocknet aus, wird spröde und platzt. Es ist ein Teufelskreis. Manchmal heilt die Haut zu, oft verhärtet sich die Stelle. Wenn die Wunde näßt, siedeln sich Bakterien und Pilze an. Viren dringen ein und infizieren ihr Opfer. Und immer juckt es. Es juckt so lange, bis sich der Gequälte blutig gekratzt hat. Manche leiden nur unter Ekzemen in den Arm- und Beinbeugen, andere sind vom Scheitel bis zur Sohle befallen.

Volkskrankheit Neurodermitis

Zwischen zwei und vier Millionen Deutsche – Männer, Frauen und Kinder, Babys und sogar Neugeborene – leiden an der Hautkrankheit Neurodermitis. Mediziner sagen auch atopisches Ekzem. Atopisch kommt aus dem Griechischen und bedeutet ungewöhnlich, seltsam.

Genaugenommen ist die Neurodermitis keine Hautkrankheit. Sie ist auch nicht ansteckend. Vielmehr liegt ihr eine Störung im Stoffwechsel zugrunde, die sich vererben kann. Auch andere Faktoren spielen mit: Ernährung, psychische Belastung und Streß sowie Störungen des Immunsystems. Etwa jeder fünfte Neurodermitiker leidet gleichzeitig an irgendeiner Allergie.

Die Krankheit verläuft bei jedem Betroffenen anders. Sie ist sehr individuell, schwere Schübe wechseln mit spontaner Abheilung. Zum Drama für alle Beteiligten wird es, wenn Kinder, Kleinkinder oder Babys betroffen sind. Kortisonhaltige Salben bringen einem raschen, leider nur vorübergehenden Erfolg.

Frühe Erfahrungen mit Nachtkerzenöl

Nachtkerzenöl kann auf schonende Weise die Symptome lindern. Bereits in den 30er und 40er Jahren dieses Jahrhunderts behandelten die Kinderärzte Hansen und Brown ihre kleinen Patienten mit ungesättigten Fettsäuren – mit mäßigem Erfolg.

Später unternahmen englische Wissenschaftler einen neuen Versuch. Neue Erkenntnisse kamen ihnen zugute: Man wußte inzwischen, daß das Öl der Nachtkerzensamen reichlich essentielle Fettsäuren enthält, darunter die Gamma-Linolensäure. Und man hatte den Stoffwechsel der Fettsäuren endgültig aufgeklärt.

Linolsäure wird mit Hilfe des Enzyms Delta-6-Desaturase in die Gamma-Linolensäure umgebaut. Bei Neurodermitikern kann dieser Schritt gestört sein. Ihr Blut enthält mehr Linolsäure und weniger Gamma-Linolensäure als das von gesunden Vergleichspersonen. Anscheinend ist bei Neurodermitikern das Enzym weniger aktiv, als es sein sollte. Dieser Enzymdefekt – eine Störung der Delta-6-Desaturase – ist eine der Ursachen für das atopische Ekzem.

Ein Mangel an Gamma-Linolensäure führt zu den quälenden und entstellenden Hautreaktionen. Nachtkerzenöl kann den Mangel beheben. Die Briten hatten mit ihrem Versuch Erfolg. Tatsächlich verschwanden bei jedem dritten Patienten die Symptome. Ein weiteres Drittel der Versuchspersonen erfuhr eine Besserung. Der Juckreiz ließ nach.

Neurodermitiker leiden unter einem Mangel an GLS

Gamma-Linolensäure (GLS) übernimmt zwei wichtige Funktionen. Einmal unterstützt sie den Aufbau einer Hautbarriere. Sie verhindert, daß die Haut austrocknet. Sie stärkt deren Abwehrkraft. Zum anderen normalisiert Gamma-Linolensäure den Prostaglandin-Haushalt. Prostaglandine fördern die Reifung der T-Lymphozyten in der Thymusdrüse, und sie hemmen die Bildung von Immunglobulin E (IgE), welches für die allergische Reaktion verantwortlich ist.

Bei Neurodermitikern findet man in der Regel einen zu hohen IgE-Spiegel und weniger T-Lymphozyten als bei Gesunden. Vor allem die Supressor-T-Zellen sind stark vermindert. Das führt zu den ständigen allergischen Reaktionen.

Mittlerweile liegen zahlreiche wissenschaftliche Studien über die Wirkung von Nachtkerzenöl bei Neurodermitis vor. Die meisten kommen zu vergleichbaren Ergebnissen: Bis zu 70 Prozent der behandelten Patienten sprechen früher oder später auf die Therapie an. Die Neurodermitiker sehen und spüren vor allem erste positive Wirkungen.

Bei jedem Dritten verschwinden die Ekzeme. Bei einem weiteren Drittel stabilisiert sich das Krankheitsbild oder bessert sich leicht. Fast immer nimmt der Juckreiz ab. Allerdings erweist sich die Therapie beim letzten Drittel als erfolglos. Die Befunde decken sich mit den Erfahrungsberichten von Neurodermitiskranken.

Sechs Gramm Nachtkerzenöl jeden Tag erhöht die Konzentration an Dihomo-Gamma-Linolensäure, einer Vorstufe der

Prostaglandine. Das kann man messen. Ab einer täglichen Dosis von 240 bis 320 Milligramm Gamma-Linolensäure treten nachweisbare Effekte auf. Je höher die Dosis, desto besser die Wirkung. Im Einzelfall steigt die erforderliche Tagesdosis auf über 600 Milligramm.

Wichtig ist:

Neben einer ausreichend hohen Dosis muß die Therapie über einen langen Zeitraum durchgeführt werden. Frühestens nach vier Wochen stellen sich erste Erfolge ein. Nach mindestens drei Monaten kann man beurteilen, ob die Therapie anschlägt. Statistisch führt sie bei zwei von drei Neurodermitikern zu einem besseren Hautbild.

Auch skeptische Schulmediziner räumen heute ein, daß die Behandlung mit Nachtkerzenöl einen Versuch wert ist und durchaus zu einer Linderung der Krankheit beitragen kann. Die Erfolgsaussichten sind um so größer, je jünger der Patient ist. Die Therapie empfiehlt sich gerade bei Kindern. Es ist sicher nicht das Wundermittel, das über Nacht das Übel verschwinden läßt, aber die bisherigen Erfolge lassen hoffen. Denn bei immerhin 60 Prozent der Betroffenen stellt sich eine Besserung ein.

Babys brauchen Gamma-Linolensäure

Stillen ist der beste Schutz für das Baby vor Allergien und Neurodermitis. Gestillte Kinder werden seltener krank und wenn, dann bricht das Übel erst später durch. Muttermilch enthält reichlich Linolsäure und Gamma-Linolensäure. Acht bis zehn Prozent der Milchfette entfallen auf Linolsäure. Die kostbare Gamma-Linolensäure macht ein Prozent aus.

Ein sechs Monate alter Säugling nimmt täglich 120 bis 160 Milligramm Gamma-Linolensäure mit der Muttermilch zu sich. Kein Milchersatzpulver leistet das gleiche.

Gamma-Linolensäure ist für das Baby unersetzlich. Denn das Enzym Delta-6-Desaturase scheint in den ersten Monaten noch nicht ausreichend zu arbeiten. Im Mutterleib erhält das Ungeborene Linolsäure und Gamma-Linolensäure über die Plazenta und Nabelschnur von seiner Mutter, später durch die Milch, bis das Enzym beim Baby aktiv ist.

Australische Kinderärzte haben ausgerechnet, daß ein sechs Monate altes, sieben Kilo schweres Baby jeden Tag 105 Gramm rohes Eigelb oder 168 Gramm rohe Hühnerleber essen müßte, um soviel Gamma-Linolensäure wie aus der Muttermilch aufzunehmen.

Mütter, die an Neurodermitis leiden, können deutlich weniger Gamma-Linolensäure in ihrer Muttermilch haben als gesunde Stillende. Ohne es zu ahnen, geben sie ihren Mangel an Gamma-Linolensäure weiter an ihr Baby. Mit fatalen Folgen: Ihr Kind läuft Gefahr, später an einer Allergie oder an Neurodermitis zu erkranken.

- *Bei einigen Neurodermitis-Kranken ist die Umwandlung der Linolsäure zur Gamma-Linolensäure gestört. Ihr Enzym Delta-6-Desaturase arbeitet nicht so, wie es sollte.*
- *Nachtkerzenöl gleicht den Mangel an Gamma-Linolensäure aus und führt bei zwei von drei Neurodermitis-Patienten zu einem guten Ergebnis. Bei vielen verschwinden die Ekzeme, zumindest aber stabilisiert sich das Krankheitsbild.*
- *Je höher die Dosis Nachtkerzenöl, desto besser die Wirkung. Erste Erfolge zeigen sich frühestens nach vier Wochen. Nachtkerzenöl wirkt sehr gut bei Kindern.*
- *Stillen ist der beste Schutz vor Allergien und Neurodermitis. Ein sechs Monate alter Säugling erhält über die Muttermilch täglich 120 bis 160 Milligramm Gamma-Linolensäure.*
- *Einige neurodermitiskranke Mütter haben deutlich weniger Gamma-Linolensäure in ihrer Muttermilch als gesunde Frauen. Das Baby leidet an einem GLS-Mangel, seine Immunabwehr kann sich nicht vollständig ausbilden.*

Kinder mit einer allergiekranken Mutter leiden doppelt so häufig am gleichen Übel wie Kinder, bei denen der Vater Allergiker ist.

Einige Kinder sind doppelt betroffen: Sie bekommen mit der Muttermilch zu wenig Gamma-Linolensäure, und sie haben mit hoher Wahrscheinlichkeit auch den Enzymdefekt geerbt. Nach dem Stillen sind sie selbst kaum fähig, Gamma-Linolensäure zu bilden. Die Folge davon ist: Es fehlt dem Baby an wichtigen Prostaglandinen, seine Immunabwehr kann nicht vollständig reifen. Unter Umständen leidet das Kind sein Leben lang an einer gestörten körpereigenen Abwehr.

Fortschrittliche Ärzte empfehlen deshalb, den Mangel an Gamma-Linolensäure möglichst früh auszugleichen – beim Neugeborenen und bei der stillenden Mutter.

Allerdings sollten Sie während der Schwangerschaft und in der Stillzeit keine Medikamente ohne Rücksprache mit Ihrem Arzt einnehmen. Für Kinder unter einem Jahr gilt das gleiche. Der Arzt oder die Ärztin können am besten beurteilen, ob ein Gamma-Linolensäuremangel vorliegt.

Medizinische Indikationen

Die Nachtkerze hilft bei Neurodermitis, erleichtert vielen Frauen die Tage vor den Tagen und verhilft zu einer gesunden Haut. Das bestreitet kaum noch jemand. Weniger gesichert, aber dennoch wahrscheinlich, ist der Nutzen der Gamma-Linolensäure bei Krankheiten, bei denen die Prostaglandine eine entscheidende Rolle spielen.

Multiple Sklerose

Multiple Sklerose ist eine heimtückische Krankheit des Nervensystems. Kleine Flächen des Gehirns und des Rückenmarks versagen ihren Dienst, sie degenerieren. Nervenfasern verlieren ihre isolierende Schicht, die Myelinschicht. Diese Ummantelung schirmt die Nervenbahnen ab wie ein Kabel die elektrische Leitung. Sie schützt die Signale, die das Gehirn aussendet und empfängt. Wird sie beschädigt, können die Nerven ihre Nachrichten nicht mehr weiterleiten. Die Kommunikation im Körper ist gestört.

Die defekten Stellen in der Myelinschicht vernarben (lat. sklerotisieren). Der Erkrankte kann sich nicht mehr normal bewegen, er leidet unter Seh- und Sprachstörungen, es kommt zu Krämpfen, Zuckungen und Taubheitsgefühlen. Die Multiple Sklerose verläuft schleichend chronisch oder in Schüben. Über die Ursache ist noch wenig bekannt, eine Heilung derzeit nicht möglich. In der Bundesrepublik Deutschland leiden rund 120 000 Männer und Frauen unter der Krankheit.

Linolensäure und Linolsäure sind Bestandteile des Myelins. In einzelnen Studien wurden niedrige Spiegel von Linolensäure im Serum von Multiple-Sklerose-Patienten nachgewiesen, wogegen andere Studien normale Werte zeigten. Fachleute halten es für denkbar, daß Gamma-Linolensäure sich günstig auf den Verlauf der Krankheit auswirken kann.

Bisherige Studien kamen zu widersprüchlichen Ergebnissen. Eine britische Untersuchung Ende der 70er Jahre führte zu einem negativen Ergebnis. Sie zeigt aber auch die methodischen Schwierigkeiten solcher Studien: Zwei Jahre lang erhielten 38 Multiple-Sklerose-Patienten Nachtkerzenöl. Die gleichgroße Kontrollgruppe bekam ein Placebo, also ein unwirksames Scheinmedikament. Ihre Kapseln waren mit Ölsäure gefüllt.

Es zeigte sich kein Unterschied zwischen den Gruppen. Allerdings war die Tagesdosis mit 360 Milligramm Gamma-Linolensäure viel zu niedrig, und die Kapseln waren mit einen Farbstoff behandelt, der die Umwandlung der GLS in Prostaglandine hemmt.

Andere Versuche zeigten dagegen, daß Nachtkerzenöl doch helfen kann. Es verringert den Schweregrad und die Dauer einzelner Krankheitsschübe. Allerdings bleibt ihre Häufigkeit unbeeinflußt. Eine Diät mit Gamma-Linolensäure verlangsamt das Fortschreiten der Multiplen Sklerose. Die Behandlung muß also weiterhin als Experiment angesehen werden.

Allergisches Asthma

Das Asthma bronchiale geht auf eine Allergie, etwa gegen Hausstaub, Pollen, Nahrungsmittel und andere Stoffe, zurück. Es kommt zu schweren Hustenanfällen und schwerer Atemnot.

Leukotriene tragen eine erhebliche Mitverantwortung. Sie lösen den Asthmaanfall aus. Man stellt sich heute vor, daß bei einer Hustenattacke vermehrt Leukotriene freigesetzt werden. Dadurch verkrampft sich die Muskulatur der Bronchien, es wird mehr Schleim abgegeben und ausgehustet, die Schleimhaut schwillt an und entzündliche Zellen wandern in die Atemwege.

Medikamente, welche die Wirkung der Leukotriene hemmen, erwiesen sich zur Verhütung von Asthmaanfällen als sehr wirksam. Weil Gamma-Linolensäure die Synthese der Leukotriene erschwert, könnte es durchaus dazu beitragen, die Symptome zu lindern.

Rheumatische Arthritis

Diese Krankheit wird heute als Autoimmunprozeß betrachtet. Die Immunabwehr richtet sich gegen den eigenen Körper. Nachtkerzenöl lindert den Schmerz und die Entzündung im Zusammenhang mit Arthritis. Das zeigen Erfahrungsberichte sowie kontrollierte Studien. Auch hier wirkt nur eine Langzeittherapie mit relativ hohen Dosen.

Ein Kater am Morgen

Mit Nachtkerzenöl können Sie Ihren nächsten Kater bekämpfen. Ihnen geht es besser, gleichzeitig wird die Giftwirkung des Alkohols entschärft. In Gehirn und Leber hilft die Gamma-Linolensäure, angeschlagene Zellen zu regenerieren.

Übermäßiger Alkoholkonsum während der Schwangerschaft kann zu Mißbildungen beim Ungeborenen führen. Ein Versuch mit Ratten zeigte, daß Nachtkerzenöl solche Mißbildungen weitgehend verhindern kann, zumindest bei Rattenjungen. Das kann aber kein Freibrief zum Trinken von Alkohol während der Schwangerschaft sein. Es zeigt lediglich, daß Nachtkerzenöl möglicherweise einen Einfluß auf die Giftwirkung des Alkohols ausübt. Alkohol und Schwangerschaft passen nicht zusammen.

Nachtkerzenöl erleichtert Alkoholkranken den Entzug. Zittern, Übererregbarkeit, Gereiztheit und Krämpfe nahmen bei Versuchspersonen um die Hälfte ab.

Weitere Indikationen

Diskutiert wird eine ergänzende Therapie mit Nachtkerzensamenöl bei Psoriasis (Schuppenflechte) und diabetischen Neuro- und Retinopathien, das sind Schädigungen der Nerven und der Netzhaut, die bei Diabetikern als Folge der Erkrankung auftreten können.

Denkbar ist auch der Einsatz des Nachtkerzenöls zur Krebsvorbeugung und -behandlung. Im Laborversuch konnten damit Krebszellen abgetötet werden. Auch bei Ratten und Mäusen, denen die Mediziner Brustkrebs eingepflanzt hatten, hemmte Nachtkerzenöl das weitere Wachstum des Tumors – und zwar bis um die Hälfte.

- *Die Wirkung des Nachtkerzenöls wird bei zahlreichen Krankheiten untersucht. Die Studien bringen teils widersprüchliche Ergebnisse und sind oft umstritten. Eine Therapie gilt noch als experimentell.*
- *Gamma-Linolensäure kann sich günstig auf den Verlauf einer Multiplen Sklerose auswirken. Es verringert die Schwere und die Dauer einzelner Krankheitsschübe.*
- *Nachtkerzenöl hilft bei Allergien und Störungen des Immunsystems, so etwa beim Asthma bronchiale und bei der rheumatischen Arthritis.*
- *Diabetiker können mit Nachtkerzenöl das Risiko verringern, eine Folgekrankheit zu erleiden – etwa diabetische Neuro- und Retinopathien.*
- *Nachtkerzenöl wirkt den schädigenden Folgen übermäßigen Alkoholkonsums entgegen.*

Marktübersicht: Was gibt es wo?

Fertigpräparate mit oder aus Nachtkerzenöl bekommen Sie in der Apotheke, im Reformhaus, in der Drogerie und in den entsprechenden Abteilungen der Supermärkte und Naturkostläden. Einige Präparate darf nur der Arzt verschreiben, andere kann man als Nahrungsergänzungsmittel beziehungsweise Diätetika kaufen. Dann gibt es noch Hautcremes, Lotionen, Salben und Massageöle.

Arznei oder Nahrungsergänzung

Der wichtigste Unterschied: Ein Medikament muß vom Bundesinstitut für Arzneimittel und Medizinprodukte, dem ehemaligen Bundesgesundheitsamt in Berlin, zugelassen werden. Der Hersteller muß belegen, daß die Arznei einer bestimmten Qualität entspricht, daß das Mittel wirkt und keinen Schaden anrichtet. Ein Nahrungsergänzungsmittel braucht das alles nicht. Jeder kann es auf den Markt bringen.

Medikamente darf nur der Apotheker verkaufen. Nahrungsergänzungsmittel füllen in großer Auswahl die Regale der Reformhäuser und Drogerien. Manche Hersteller vertreiben ihre Produkte nur über die Apotheke. Eine Arznei ist es deshalb aber nicht. Medikamente müssen ganz bestimmten Vorschriften entsprechen. Diese sind im Deutschen Arzneibuch (DAB) festgehalten. Beim Kauf von Arzneien können Sie sich auf einen stets gleichbleibenden Standard verlassen.

Die Vorschriften für Nahrungsergänzungsmittel gewähren mehr Spielraum. So müssen Mengenangaben bei Medikamenten genau eingehalten werden. Bei den Nahrungsergänzungsmitteln reicht es, durchschnittliche Werte anzugeben.

Produktion von Nachtkerzenöl

Einst galt die Nachtkerze als Gemüse, heute liefert sie das kostbare Öl. Durch gezielte Züchtung wurde der Samen immer größer, seine Qualität immer besser. Die Nachtkerze wächst in Nordamerika auf riesigen Plantagen. Im Juli wird gesät, im September des darauffolgenden Jahres geerntet. Ein Hektar Anbaufläche bringt einen Ertrag von bis zu 1600 Kilogramm Samen.

Das fette Öl gewinnt man durch kaltes Auspressen der reifen Samen. Danach wird das Öl gereinigt. Bei der Kaltpressung kann es passieren, daß das Öl durch den Preßdruck erwärmt wird. Alternativ kann man das Öl mit Hilfe geeigneter Lösungsmittel extrahieren.

Neuerdings wird das Öl unter hohem Druck mit Hilfe natürlicher Kohlensäure gewonnen. Dabei bleibt die Temperatur niedrig und so die gute Qualität des Öles erhalten. Weil essentielle Fettsäuren sehr empfindlich sind, muß das Verfahren besonders schonend sein. Nur so bleiben die Wirkstoffe in ihrer biologisch wirksamen Form.

Aus 5000 Samen erhält man etwa 500 Milligramm Öl mit 86 Prozent essentiellen Fettsäuren. Das so gewonnene Öl setzt sich wie folgt zusammen:

Menge in Prozent	Fettsäure
65 - 80	Linolsäure
8 - 14	Gamma-Linolensäure
6 - 11	Ölsäure
7 - 10	Palmitinsäure
1,5 - 3,5	Stearinsäure

Natürliche Antioxidantien wie Vitamin E stabilisieren das Öl und machen es haltbar. Ein Zusatz von Konservierungsstoffen ist also nicht unbedingt notwendig.

Nachtkerzenöl aus der Apotheke

Derzeit sind neun Fertigarzneien mit dem Wirkstoff von *Oenothera biennis* in der Bundesrepublik Deutschland zugelassen. Sechs sind Pflanzenmedikamente, drei sind homöopathische Arzneimittel. Alle sind apothekenpflichtig.

Der Arzt darf Nachtkerzenöl für die Behandlung und Erleichterung der Symptome bei Neurodermitis verschreiben. Derzeit sind das die Medikamente Epogam, Gammacur, Unigamol und Neobonsen. Nur dazu ist *Oenothera biennis* oder genauer Gamma-Linolensäure zugelassen. Die Krankenkasse muß die Kosten erstatten.

Fast alle Präparate sind Kapseln mit 0,5 Gramm Nachtkerzenöl, das entspricht 40 Milligramm Gamma-Linolensäure, und zehn Milligramm Vitamin E. Vitamin E schützt die ungesättigte Fettsäure vor Oxidation, also der Reaktion mit Sauerstoff. Man nennt es deshalb auch Antioxidans. Es kommt in allen hochwertigen Pflanzenölen vor, auch im Nachtkerzenöl. In der Regel fügen die Produzenten zusätzliches Vitamin E hinzu. Es verlängert die Haltbarkeit und stabilisiert die kostbaren ungesättigten Fettsäuren. Ungeöffnete Kapseln sind mehrere Jahre haltbar.

Zahlreiche klinische Untersuchungen stützen die Anwendung beim atopischen Ekzem, also der Neurodermitis. Symptome wie Juckreiz, Schuppung, Hautentzündungen oder Rötung werden positiv beeinflußt. Allerdings ist Nachtkerzensamenöl eine sanfte Therapie. Es wirkt nicht von heute auf morgen, sondern die Kapseln lindern die Symptome erst nach acht bis zwölf Wochen. Sobald die Behandlung Erfolg zeigt, sich die Haut bessert, können Sie auf eine niedrigere Dosis umsteigen.

Erwachsene sollen nach Angaben der Hersteller zweimal am Tag vier bis sechs Kapseln einnehmen, Kinder zweimal täglich zwei bis vier Kapseln. Am besten schluckt man sie nach den Mahlzeiten unzerkaut und mit viel Flüssigkeit.

Eine geöffnete Kapsel muß sofort verbraucht werden, denn ungesättigte Fettsäuren verderben sehr schnell. Sie kennen das von Butter. Die Fettsäuren verbinden sich mit Luftsauerstoff, die Butter wird ranzig. Wärme und Licht beschleunigen die Reaktion, Dunkelheit und Kälte schützt.

Nachtkerzenöl wird sehr gut vertragen. Eine Überdosierung ist fast nicht möglich.

TIP

Kindern kann man notfalls die Kapseln aufschneiden oder mit einer Nadel anstechen und ausdrücken. Das Öl kann dann direkt geschluckt oder mit Tee, Saft oder Mineralwasser getrunken werden.

Man hatte Kindern zwischen fünf und zwölf Jahren mehrere Monate lang täglich bis zu 50 Kapseln verabreicht. Außer einem gelegentlich weichen Stuhl kam es zu keinerlei Nebenwirkungen.

Achten Sie auf eine ausreichend hohe Dosierung: Alle Studien belegen, wenn Gamma-Linolenräure hilft, dann in großen Mengen.

Gesundheit für alle – Nahrungsergänzungsmittel

Die Produkte unterscheiden sich kaum von Arzneimitteln. Allerdings darf der Hersteller keine gesundheitsbezogenen Aussagen machen. Er darf nicht behaupten, das Präparat hilft bei prämenstruellen Beschwerden oder anderen Erkrankungen, lindert diese und andere Symptome.

Deshalb helfen sich die Produzenten mit Umschreibungen: Nachtkerzenöl zum Ausgleich von Mangelerscheinungen an essentiellen Fettsäuren, zur Vorbeugung, aktiviert den Stoffwechsel, speziell für Frauen, damit Sie sich wohlfühlen und dergleichen. Es sind diätetische Lebensmittel. Sie heilen nicht im klassischen Sinne, aber vielen tun sie Gutes.

Die Hersteller empfehlen meist eine Tagesdosis von unter 300 Milligramm Gamma-Linolensäure. Bei Kindern entsprechend weniger. Einige Präparate unterscheiden zwischen Dauergebrauch und Kur. Entscheiden Sie sich für eine Kur von etwa vier Wochen, dann nehmen Sie eine höhere Dosis. Bedenken Sie aber, daß Diätetika nicht ausdrücklich für eine arzneiliche Verwendung vorgesehen sind.

Der Markt ist kaum mehr zu überschauen. Weil sich die Präparate nur geringfügig voneinander unterscheiden, lohnt sich ein Preisvergleich. Nachtkerzenöl ist verhältnismäßig teuer.

Pur oder gemischt

Es gibt Präparate aus reinem Nachtkerzenöl, und es gibt solche mit einer Kombination aus Borretschöl und Nachtkerzenöl.

Eine Kapsel eines reinen Nachtkerzenöl-Präparates enthält etwa 500 Milligramm Nachtkerzenöl und rund zehn Milligramm Vitamin E. Das Nachtkerzenöl setzt sich wiederum zusammen aus circa 350 Milligramm Linolsäure und 40 bis 50 Milligramm Gamma-Linolensäure. Die Zusammensetzung entspricht somit der der Arzneimittel.

Die Kapsel selbst enthält weder Zucker, Stärke noch künstliche Farb- oder Geschmacksstoffe. Sie löst sich rasch und vollständig im Magen auf. Diabetiker können sie ohne Bedenken verzehren.

Drei Kapseln decken – laut Hersteller – den halben Tagesbedarf an Gamma-Linolensäure. Das ist soviel, wie in einem Liter Muttermilch enthalten ist.

Das Samenöl des Borretsch enthält ebenfalls Gamma-Linolensäure, sogar mehr als die Samen der Nachtkerze, und es ist preiswerter. Deshalb mischen einige Hersteller die beiden Öle.

Eine solche Kapsel enthält 400 Milligramm Borretschsamenöl und 100 Milligramm Nachtkerzenöl. Es ist aber doppelt soviel Gamma-Linolensäure enthalten wie bei reinem Nachtkerzenöl. Eine Kapsel enthält 90 bis 100 Milligramm Gamma-Linolensäure. Dazu kommt wie immer Vitamin E.

Wenn Sie Diät halten

Mischpräparate mit Nachtkerzenöl, Vitaminen und anderen Vitalstoffen eignen sich kaum zum Ausgleich eines Mangels an Gamma-Linolensäure. Dazu ist einfach zu wenig Substanz in ihnen.

Wenn Sie jedoch heilfasten, abnehmen möchten oder Diät halten, dann können Ihnen diese Mittel helfen. Denn Sie verzichten nicht nur auf Fett, Kohlenhydrate und Eiweiß, sondern sie verringern auch ihre Versorgung mit Vitaminen. Diese Präparate wirken dem entgegen und unterstützen zugleich ihre Hautpflege von innen.

Creme, Lotion und Massageöl

Eine äußerliche Anwendung von Nachtkerzenöl ist nicht unumstritten. Schließlich gehen die ungesättigten Fettsäuren an der Luft schnell eine Verbindung mit dem Sauerstoff ein und verlieren ihre Wirksamkeit. Kürzlich untersuchten Ärzte die Wirkung einer 12,5 prozentigen Nachtkerzensamenöl-Creme und kamen zu einem positiven Ergebnis: Die Gamma-Linolensäure dringt in die Haut ein und stabilisiert die Barrierefunktion.

Zwanzig Erwachsene mit Neurodermitis pflegten zweimal am Tag ihren rechten Unterschenkel mit der Creme. Das andere Bein ließen sie unbehandelt, es diente als Kontrolle. Nach drei Wochen zeigten sich bei 17 Patienten bedeutende Unterschiede zwischen den Beinen in Wasserverlust, Talggehalt und Hautzustand. Die Teilnehmer bewerteten die Creme als gut bis sehr gut. Sie glättet die Haut, ist gut zu vertragen und pflegt angenehm.

TIP

Ölbäder entspannen und tun der Haut gut. Bei kleineren trockenen Hautstellen können Sie eine Kapsel ausdrücken und das Öl einmassieren.

Auch gesunde Haut, die zur Trockenheit neigt, profitiert von Pflegeprodukten mit Nachtkerzenöl. Gamma-Linolensäure macht die Haut elastischer, reguliert den Feuchtigkeitsgehalt und verbessert die Schutzwirkung der Haut gegen äußere Einflüsse.

Gegenanzeigen, Nebenwirkungen und Risiken

Heilkräuter, Pflanzenmedikamente und Arzneimittel entwickeln nicht nur erwünschte, gesundheitsfördernde Wirkungen, sie können auch Nebenwirkungen haben. Präparate aus Nachtkerzenöl sind gut verträglich. Es gibt keine schweren oder häufig auftretenden Nebenwirkungen. Gelegentlich kann es zu Übelkeit, Verdauungsstörungen und Kopfschmerzen kommen. Ganz selten entwickelt der Körper eine Abwehr.

Nachtkerzenöl kann nach derzeitigem Wissen während der Schwangerschaft und Stillzeit eingenommen werden. Allerdings sollten in den ersten drei Schwangerschaftsmonaten – wie bei allen Arzneimitteln – Nutzen und Risiko kritisch beurteilt werden.

- *Medikamente müssen vom Bundesinstitut für Arzneimittel und Medizinprodukte zugelassen und dürfen nur in der Apotheke verkauft werden.*
- *Nahrungsergänzungsmittel darf jeder auf den Markt bringen. Sie finden sie im Reformhaus, in der Drogerie, im Supermarkt und auch in der Apotheke.*
- *Ob Arznei oder Diätetikum, die Nachtkerzenöl-Präparate unterscheiden sich kaum in ihrer Zusammensetzung. Eine Kapsel enthält meist 0,5 Gramm Nachtkerzenöl, das entspricht 40 Milligramm Gamma-Linolensäure.*
- *Wenn Sie unter Neurodermitis leiden, dann kann der Arzt Ihnen Nachtkerzenöl-Präparate verschreiben. Die Krankenkasse erstattet die Kosten.*
- *Beginnen Sie Ihre Kur mit sechs bis zwölf Kapseln am Tag (nach Angaben der Hersteller). Kinder nehmen die Hälfte. Wenn sich erste Erfolge einstellen, verringern Sie die Dosis auf Ihren individuellen Bedarf.*
- *Schlucken Sie die Kapseln mit viel Wasser, Saft oder Tee. Notfalls schneiden Sie die Kapsel auf und drücken Sie das Öl heraus. Verzehren Sie das Öl schnell, denn es verdirbt rasch.*
- *Haben Sie Geduld. Das Nachtkerzenöl zeigt seine positiven Wirkungen erst nach Wochen, bei manchen dauert es sogar Monate.*
- *Die Präparate unterscheiden sich voneinander nur geringfügig bis gar nicht. Vergleichen Sie die Preise. Reines Nachtkerzenöl ist verhältnismäßig teuer. Eine Kombinationen aus Borretsch- und Nachtkerzenöl kostet weniger.*
- *Nehmen Sie Mischpräparate aus Nachtkerzenöl, Vitaminen und anderen Vitalstoffen, wenn Sie Diät halten oder eine Heilfasten-Kur machen. Sie beugen einem Mangel an essentiellen Nährstoffen vor.*
- *Trockene Haut profitiert von Pflegeprodukten mit Nachtkerzenöl. Sie machen die Haut elastischer, regulieren den Feuchtigkeitsgehalt und verbessern die Schutzwirkung der Haut gegen äußere Einflüsse.*
- *Die meisten Anwender vertragen Nachtkerzenöl sehr gut. Nebenwirkungen sind kaum bekannt.*

Weitere Pflanzen mit Gamma-Linolensäure

Nur wenige Pflanzen enthalten die kostbare Gamma-Linolensäure. Das sind – außer der Nachtkerze – der Borretsch, die Schwarze Johannisbeere, der Hanf, der Schwarzkümmel, die Rote Johannisbeere und die Stachelbeere.

Borretsch (*Borago officinalis*)

»Ego borago gaudia semper ago.« Das heißt übersetzt: »Ich, der Borretsch, bringe immer Freude.« So lautete die Empfehlung des römischen Gelehrten Plinius des Älteren. Und diesen Ruf hielt der Borretsch bis in unsere Zeit. Der Borretsch, so glaubte man, mache die Menschen fröhlich, und er treibe den Schwermut und die Melancholie fort. Ein Blättertrunk läßt traurige Menschen ihr Leid vergessen.

Borretsch (*Borago officinalis*) oder Gurkenkraut ist eine alte Heil- und Gewürzpflanze. Botanisch gehört er in die Familie der *Boraginaceae* oder Rauhblattgewächse. Einst brachten ihn die Araber aus Kleinasien nach Spanien. Von dort gelangte er bald nach Frankreich und Deutschland. Wie die Nachtkerze ist der Borretsch ein Gartenflüchtling. Er verbreitete sich rasch. Er bevorzugt Brachland und Schuttflächen. Man findet das Kraut auch an Weinbergen und Wegrändern.

Der Borretsch wächst 40 bis 50 Zentimeter hoch, kann aber auch größer werden. Haare schützen Stengel und Blätter, was der Pflanze ein rauhes Aussehen verleiht. Die eiförmig-elliptischen Blätter können recht groß werden, die unteren sind gestielt, weiter oben sitzen sie dem Stengel auf.

Die Blüten sind klein, sie werden lediglich zwei bis drei Zentimeter groß und haben weit hervorragende purpur-schwarze Staubbeutel. Wegen ihrer himmelblauen Farbe, und weil die Blüten leuchtendblauen Sternen ähneln, fand der Volksmund viele ansprechende Namen: Herzblümelein, Himmelsstern, Augenzier, Liebäuglein oder Herzfreude. Die Pflanze blüht von Juni bis August.

Aus den jungen Blättern bereitete man früher Salat, Gemüse und Getränke, und in einigen Gegenden Frankreichs werden die Blüten heute noch in Öl gebacken und gegessen. Als Küchengewürz fand der Borretsch viele Liebhaber. Mit den Blüten färbte man Kräuteressig.

Auch in der Heilkunde nutzte man gerne den Borretsch. Alte Kräuterbücher empfehlen ihn gegen zahlreiche Erkrankungen. Das Kraut treibt den Harn, löst Krämpfe, senkt Fieber und lindert Schmerzen. Durch seinen Salzgehalt stärkt er Blut und Organe des Körpers.

In den letzten Jahren kam der Borretsch allerdings in Verruf. Das Kraut, also alle grünen Teile wie Blätter, Stengel und Blüten, enthält Alkaloide, welche die Leber schädigen und Krebs verursachen können. Angesichts dieser Risiken kann man eine Verwendung des Borretsch nicht mehr vertreten.

Heute nutzt man nur noch den Samen als Gewürz und zur Ölgewinnung. Der Samen ist frei von gefährlichen Alkaloiden. Das Samenöl des Borretsch enthält deutlich mehr Gamma-Linolensäure als das der Nachtkerze, nämlich 15 bis 25 Prozent. Weil es zudem noch preiswerter ist als nachtkerzenöl-haltige Präparate, könnte es eine Alternative darstellen. Versuche bei Neurodermitis erwiesen eine vergleichbare Wirksamkeit wie Nachtkerzenöl.

Borretschsamenöl ist allerdings nicht unumstritten. Anders als für Nachtkerzenöl liegt bislang keine Zulassung nach dem Arzneimittelgesetz vor. Vom Nachtkerzenöl kennt man die genaue Zusammensetzung. Zu 98 Prozent besteht es aus vier Fettsäuren, die auch im menschlichen Körper vorkommen. Auch die restlichen zwei Prozent sind vollständig bekannt. Nachtkerzenöl ist ungewöhnlich einfach strukturiert.

Anders als das Samenöl des Borretsch: Es ist eine höchst komplizierte Mischung aus gängigen Fettsäuren, zum Teil körperfremden Stoffen und einigen noch unbekannten Substanzen. Der Gehalt an Gamma-Linolensäure schwankt erheblich. Außerdem enthält das Samenöl zwischen ein und fünf Prozent Erucasäure. Wenn man Ratten oder Mäusen hohe Dosen dieser Fettsäure verabreicht, führt das allmählich zu Herzschäden. Ob die Erucasäure Einfluß auf unseren Fetttsäurestoffwechsel hat, ist noch nicht eindeutig geklärt. Das Borretschsamenöl wird in der Fachwelt daher unterschiedlich beurteilt.

Schwarze Johannisbeere (*Ribes nigrum*)

Die aus Asien stammende Schwarze Johannisbeere ist ebenfalls eine alte Kultur- und Heilpflanze. Man nutzt Blätter, Blüten und Samen. Die Schwarze Johannisbeere wird häufig in Nutzgärten kultiviert. Als Wildpflanze gedeiht der bis zu zwei Meter hohe Strauch an feuchten und schattigen Waldrändern, in Auenwäldern und im Gebirge. Botaniker zählen sie zur Familie der *Saxifragaceae* oder Steinbrechgewächse, manche ordnen sie einer eigenen Familie zu, die *Grossulariaceae* oder Stachelbeergewächse heißt.

Der Strauch verbreitet einen eigenartigen, intensiven Geruch. Er hat aufrechte, dunkelbraune Äste. Die gelappten, bis zu zehn Zentimeter langen Blätter besitzen an ihrer Unterseite Drüsen. Junge Triebe sind flaumig behaart. Die Blüten erscheinen schlicht, sie schimmern grünlich-rosarot und hängen in Trauben herab. Die würzigen, saftigen Früchte sind schwarz-violett, und sie enthalten reichlich Vitamin C. Man ißt die Beeren roh oder verarbeitet sie zu Saft, Gelee oder Mus.

Die Blätter werden nach der Blüte geerntet und an einem luftigen, schattigen Platz getrocknet. Ein aus den Blättern zubereiteter Tee wirkt harntreibend, er gilt als wirksames Migränemittel. Blätter und Früchte werden gerne bei Frühjahrskuren verwendet. Sie haben beide eine gute Wirkung auf die Stoffwechselvorgänge, beleben und stärken die Abwehrkräfte und die Nerven.

In der Kräutermedizin findet die Schwarze Johannisbeere vielfältige Anwendung. Früchte und Blätter helfen bei Entzündungen der Harnwege, bei Gicht, Rheuma, Durchfall, Erkältungen und Keuchhusten. Früher nannte sie der Volksmund deshalb auch Gichtstock. Das Kernöl aus ihrem Samen enthält 15 bis 19 Prozent Gamma-Linolensäure.

Hanf *(Cannabis sativa)*

Hanf ist eine der ältesten Kultur- und Nutzpflanzen der Welt. Seine Fasern lieferten das Material für Kleidung, Segeltücher, Planen, Seile sowie Schnüre. Sie dienten als Rohstoff für die Papierherstellung. Die Gutenberg-Bibel wurde auf Papier aus Hanf gedruckt. Rembrandt und van Gogh malten auf Leinwänden aus Hanf.

Hanfprodukte waren lange Zeit allgegenwärtig. Noch die ersten Jeans wurden aus Hanffasern gewebt. Erst im 19. Jahrhundert verdrängten Baumwolle und Jute den Hanf als Grundstoff der Textilindustrie. Eine kurze Blüte erlebte er nochmals während der beiden Weltkriege. Zu Kriegszeiten war Hanf wichtigster, weil einheimischer Rohstoff für Kleidung.

Danach geriet er in Vergessenheit – und kam schließlich aufgrund seiner betäubenden Wirkung in Verruf. Der Anbau dieser Nutzpflanze wurde sogar strengstens verboten.

Über viele Jahrhunderte hinweg nutzten Heilkundler den Hanf in vielfältiger Weise. Blätter und Harz hemmen Entzündungen, stillen Schmerzen, lösen Krämpfe und helfen bei Hühneraugen, Warzen und Hornhaut. Königin Victoria inhalierte Dampf von Hanfharzen, wenn sie unter Menstruationsbeschwerden litt.

Heute untersuchen Mediziner wieder die heilenden Kräfte der Hanfpflanze. Mit Hilfe von Hanf lassen sich der Augeninnendruck senken und die Nebenwirkungen bei Chemotherapie lindern. Hanf wirkt entkrampfend bei Multipler Sklerose und regt den Appetit an, was beispielsweise bei Aidspatienten überlebenswichtig sein kann.

Die Heimat der Hanfpflanze liegt in Zentralasien, sie kam aber frühzeitig nach Europa. Botaniker ordnen den Hanf zur Familie der *Moraceae* oder Maulbeergewächse zu. Hanf erreicht eine Höhe von bis zu vier Metern. Das einjährige Kraut wächst nahezu überall, ist pflegeleicht und anspruchslos. Es gibt eine männliche und eine weibliche Pflanze. Die langgestielten Blätter sind tief fingerförmig geteilt. Die Blüten sind unscheinbar, grünlich und sehr klein.

Die Blüten schwitzen aus speziellen Drüsen ein Harz aus, aus dem man Haschisch gewinnen kann, allerdings nicht aus europäischem Hanf, denn zum einen sind dies Sorten, die sehr wenige berauschende Stoffe enthalten, zum anderen ist es in Europa zu kalt, als daß die Blüten ausreichende Mengen Harz bilden könnten.

Der Samen ist sehr nahrhaft. Heute verkauft man die kleinen runden Nüsse als Vogelfutter oder nutzt sie zur Ölgewinnung. Früher haben die Bauern und Mönche den Hanfsamen gegessen, etwa als Brei, in der Suppe oder im Müsli, oder sie verarbeiteten das Mehl. Die große Kräuterfrau und Heilkundlerin Hildegard von Bingen schrieb im 12. Jahrhundert über den Hanf: »Sein Samen enthält Heilkraft, und er ist für gesunde Menschen heilsam zu essen, und in ihrem Magen ist er leicht und nützlich, so daß er den Schleim einigermaßen aus dem Magen wegschafft, und er vermindert die üblen Säfte und macht die guten Säfte stark.«

Das Samenöl des Hanfs enthält rund zwei Prozent Gamma-Linolensäure und über 80 Prozent ungesättigte Fettsäuren. Es eignet sich hervorragend zur Zubereitung von Salaten und kalten Gerichten. Hanföl schmeckt frisch und nussig. Reste sollten schnell verbraucht werden – das Öl ist auch ein ausgezeichnetes Massageöl. Mittlerweile gibt es auch schon Pflegeprodukte aus Hanföl – wie einst bei den Römern.

Schwarzkümmel *(Nigella sativa)*

Der Schwarzkümmel kommt aus dem Vorderen Orient. Es ist eine einjährige Pflanze aus der Familie *Ranunculaceae* oder Hahnenfußgewächse. Sie wird bis zu 40 Zentimeter hoch. Der Stengel ist aufrecht, die Blätter stehen wechselständig und sind mehrfach gefiedert. Die Blüten sind grünlich-weiß. Im Spätsommer werden die kleinen, dreikantigen, dunklen Samen geerntet.

Schwarzkümmelsamen läßt sich vielfältig verwenden. Er ist beliebt als Gewürz, man kann aus ihm einen Tee brauen und ihn in Ölmühlen verarbeiten. Sicher kennen Sie ihn als Gewürz beim Kochen und Brotbacken. Kümmel verbessert den Geschmack, und er macht schwerverdauliche Speisen bekömmlicher.

TIP

Der Tee hilft bei Blähungen, Durchfall, Darmparasiten, Gallenbeschwerden, Bronchialkatarrh, Husten und bei Darmkrämpfen. Bei stillenden Müttern soll er die Milchbildung fördern.

Das Samenöl des Schwarzkümmels enthält rund 100 verschiedene Wirkstoffe, darunter reichlich mehrfach ungesättigte Fettsäuren und etwas Gamma-Linolensäure. Der genaue Gehalt ist allerdings nicht bekannt.

Stachelbeere *(Ribes uva-crispa)*

Der Stachelbeer-Strauch ist in ganz Eurasien bis zur Mandschurei beheimatet. Mit 60 bis 120 Zentimetern ist die Stachelbeere ein niedriger Strauch. Sie wächst ziemlich häufig in Hecken, an Waldrändern, an Burgmauern oder an Felsen. Die Blätter sind gelappt und flaumig behaart. Jeweils ein bis drei grünliche Blüten stehen beisammen. Eine derbe Schale schützt die bis zu zwei Zentimeter breite Beere.

Unreife Beeren landen im Einmachtopf, oder sie werden zu Gelee verarbeitet. Reife Beeren ißt man roh, oder man bereitet aus ihnen Saft und Marmelade. Das Samenöl enthält zehn bis zwölf Prozent Gamma-Linolensäure.

Rote Johannisbeere *(Ribes rubrum)*

Die Rote Johannisbeere ist ebenfalls ein Strauch. Die grünlichen Blüten sind unscheinbar. Die roten, erbsengroßen Beeren hängen in langen Trauben. Sie schmecken säuerlich, und sie werden roh gegessen oder zu Saft oder Gelee verarbeitet. Der Samen enthält vier bis sechs Prozent Gamma-Linolensäure.

- *Borretschsamenöl enthält erheblich mehr Gamma-Linolensäure als das Samenöl der Nachtkerze, nämlich 15 bis 20 Prozent.*
- *Nachtkerzenöl ist sehr einfach zusammengesetzt. Borretschöl enthält eine Vielzahl an Substanzen. Es ist deswegen nicht unumstritten.*
- *Die Früchte der Schwarzen Johannisbeere enthalten reichlich Vitamin C. Aus den Blättern bereitet man Tee mit vielfältigen Heilwirkungen. Ihr Samenöl enthält 15 bis 19 Prozent Gamma-Linolensäure.*
- *Hanf ist eine der ältesten Kultur- und Nutzpflanzen der Welt. Er ist Faserlieferant, Heilpflanze, und sein Samen ist ein hochwertiges Nahrungsmittel.*
- *Das Samenöl des Hanfs enthält rund zwei Prozent Gamma-Linolensäure und mehr als 80 Prozent ungesättigte Fettsäuren. Es ist ein hochwertiges Salat- und Speiseöl.*
- *Schwarzkümmelsamen ist beliebt als Gewürz, man kann aus ihm einen Tee brauen und ihn in Ölmühlen verarbeiten.*
- *Stachelbeere und Rote Johannisbeere sind enge Verwandte der Schwarzen Johannisbeere. Man ißt die Früchte roh oder verarbeitet sie zu Saft und Marmelade. Die Samen beider Pflanzen enthalten Gamma-Linolensäure.*
- *Präparate mit Samenöl von Borretsch, Schwarzer Johannisbeere und Schwarzkümmel erhalten Sie in Reformhäusern und Apotheken. Hanföl finden Sie in einem der Hanfhäuser, die derzeit in größeren Städten entstehen, oder im Versandhandel.*

Die Nachtkerze in der Homöopathie

Die Homöopathen nutzen das frische, blühende Kraut der Nachtkerze. Kaum daß sich die ersten Blüten öffnen, sammeln und verarbeiten die Heilkundler Blätter und Stengel der *Oenothera biennis* zu einer Essenz. Sie hilft vor allem bei chronischem Durchfall.

Bereits 1873 zitierte die »Allgemeine Homöopathische Zeitung« den Arzt und Homöopathen Dr. J. F. Douglas: »Ich habe nun während zwei Saisons diese Pflanze in Anwendung gebracht. Das Resultat ist für jetzt, daß sie sich als das sicherste und wirksamste Mittel gegen eine große Anzahl verschiedenartiger Diarrhöen erwiesen hat, dessen ich mich je bedient habe.«

»Sowohl in akuten als chronischen Formen, in der Diarrhöe, welche das Typhusfieber begleitet, in den Sommerbeschwerden von Kindern, gleichviel, ob schmerzhaft oder schmerzlos, und ob die Stühle wäßrig, biliös oder lienterisch waren, der Erfolg erwies sich immer gleich günstig.«

»Die größten Triumphe aber erlangte das Mittel in chronischer Diarrhöe, die seit Monaten oder Jahren jeder anderen Behandlung widerstanden hatte, indem es in allen Fällen die prompteste Heilung bewirkte.«

Es gibt die Nachtkerze als Urtinktur, flüssige Verdünnung, Tabletten, Verreibungen, Streukügelchen und flüssige Verdünnungen zur Injektion. Die Dosierung richtet sich danach, ob ein akuter Zustand vorliegt, oder ob die Krankheit chronisch verläuft, sich also über Monate oder gar Jahre hinzieht. Nebenwirkungen sind nicht bekannt, allerdings können vorübergehend sogenannte Erstverschlimmerungen vorkommen, die jedoch unbedenklich sind.

Homöopathische Mittel sind geregelt wie Arzneimittel. Dazu gibt es das Homöopathische Arzneibuch (HAB). Das Verfahren gewährleistet, daß die Arznei angemessen wirksam ist, vom Patienten gut vertragen wird und die Dosierung zweckmäßig ist.

Adressen

Deutsche Homöopathie-Union
Ottostraße 24, 76227 Karlsruhe
Tel. 07 21 / 40 93 - 01

Deutsche Multiple Sklerose Gesellschaft
DMSG-Bundesverband e.V.
Vahrenwalder Straße 205-207
30165 Hannover
Tel. 05 11 / 9 68 34 - 0

Arbeitsgemeinschaft Allergiekrankes Kind (AAK) e.V.
Hauptstraße 29, 35745 Herborn
Tel. 0 27 72 / 92 87 - 0

Deutscher Allergie- und Asthmabund e.V (DAAB)
Hindenburgstraße 110
41061 Mönchengladbach
Tel. 02161 / 81 49 40

Deutscher Neurodermitiker-Bund e.V.
Spaldingstraße 210
20097 Hamburg
Tel. 0 40 / 23 08 10

Bundesverband Neurodermitiskranker in Deutschland e.V.
Oberstraße 171, 56154 Boppard
Tel. 0 67 42 / 87 13 - 0

Produktübersichten

Eine Produktübersicht »Kapseln mit Gamma-Linolensäure« finden Sie in der Zeitschrift des Deutschen Neurodermitiker-Bundes »Hautfreund«, Heft 2/1997.

Über »Nachtkerzenöl-Präparate« berichtete Stiftung Warentest in »test«, Heft 3/1996.

Register

In der Reihe »Mutter Natur« sind im
Urania Verlag erschienen:
Sanfte Behandlung und Pflege mit Teebaumöl
(Nr. 623-1)
Natürlich gesund und aktiv mit Apfelessig
(Nr. 618-5)
Heilen und Pflegen mit den Wirkstoffen des
Grapefruitkerns (Nr. 625-8)
Lebenskraft tanken mit Weißdorn (Nr. 617-7)
Frisch und munter durch Obst-Enzyme (Nr. 622-3)
Natürlich fit und vital durch die Zauberwurzel
Ginseng (Nr. 619-3)
Vorbeugen und heilen mit der Kraft des Ginkgo
(Nr. 616-9)
Natürlich stark und gesund durch Knoblauch
(Nr. 620-7)

Die Deutsche Bibliothek
- CIP-Einheitsaufnahme

Pfendtner, Ingrid:
Mehr Power durch Nachtkerzenöl : Den Stoffwechsel mit essentiellen Fettsäuren aktivieren / Ingrid Pfendtner. - Berlin : Urania, 1997
ISBN 3-332-00621-5

00 99 98 6 5 4 3

Umschlaggestaltung: **S/L Kommunikation**
Titelbild: **Hans Reinhard**
Lektorat: **Dr. Reitter & Partner Verlag GmbH, 85591 Vaterstetten**
Satz: **Dr. Reitter & Partner Verlag GmbH, 85591 Vaterstetten**
Druck: **Westermann Druck, Zwickau**
Printed in Germany

Gedruckt auf alterungsbeständigem Papier mit chlorfrei gebleichtem Zellstoff

Orginalausgabe
ISBN 3-332-00621-5